ピコ秒レーザー治療入門

美容皮膚科医・形成外科医のために

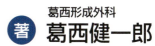

葛西形成外科
著 葛西健一郎

文光堂

序　文

　筆者が関西医科大学形成外科の小川豊教授の下で，日本で初めて輸入された量産型パルス色素レーザーの仕事をさせていただくことになったのが1989年頃のことですから，もう30年ほど前のことです．それまで治療法がなかった赤アザの患者さんが治療できるようになり，大きな喜びを味わうことができました．出張先の和歌山赤十字病院の手術室に置いてあった炭酸ガスレーザーを使わせていただいて，これが皮膚科・形成外科でも非常に有用であることに気付いたのもこの頃でした．1990年に米国からQスイッチレーザーで刺青が取れたという論文が出て大きな衝撃を受けると同時に，「これは太田母斑に使える」と確信して，大阪市にレーザークリニックを開業したのが1992年です．この頃は，本当の意味で革命的なレーザーが次々と現れました．皮膚科・形成外科領域のレーザーの4大発明は，炭酸ガスレーザー，パルス色素レーザー，Qスイッチレーザー，そして脱毛レーザーであることは現在までずっと変わっていません．

　その後，たくさんの医師や業者がこの領域に参入してきました．より多くの患者さんが，このすばらしい新技術の恩恵を受けることができるようになったのは，誠に喜ばしいことです．私も「シミの治療」（文光堂，初版2006，第2版2015），「炭酸ガスレーザー治療入門」（文光堂，2008），「Qスイッチルビーレーザー治療入門」（文光堂，2008）などの出版を通じて，レーザーの普及に多少なりとも貢献できたと自負しております．しかし，2000年以降，最近の15年間は，レーザーの改良や普及は進んだものの，真に革命的な新技術は一つも実用化されず，業者・医師・患者を巻き込んだ，商業主義的な競争ばかりが激化しているような感じがします．業者は多くのレーザーを売り，医師は多くの患者を治療して売上を伸ばし，患者はできるだけ多くの欲望を満たす，まるで野生の王国のような弱肉強食の競争社会になってしまいました．日本レーザー史上最悪の「レーザートーニング事件」が発生したのも，こうした背景が原因となっています．

　2013年に発売されたピコ秒レーザーは，この領域に久々に登場したまったく新しい新技術です．本当は，まだ教科書を出版するほど理論的・技術的に完成したところまでは来ていないのですが，この夢の新技術をとにかくできるだけ早く，正しい形で皆様にお届けするのが私の使命であると考え，本書を執筆いたしました．読者の皆様におかれましては，本書の内容はあくまでも現時点での情報と割り切ってお読み下さい．最後に，タイトなスケジュールの中で本書を制作・出版してくれた文光堂の皆様に深謝いたします．

2017年10月

葛西健一郎

目次

I ピコ秒レーザー治療総論　　1

1. ピコ秒レーザーの歴史と背景 ……………………………………… 2
2. ピコ秒レーザーの理論 ……………………………………………… 6
3. 現在用いられている機械の種類と特徴 …………………………… 8
4. 今後の展望 ………………………………………………………… 13

II ピコ秒レーザーによる刺青治療　　15

1. 治療理論 …………………………………………………………… 16
2. 麻　酔 ……………………………………………………………… 18
3. 照射方法と術後処置 ……………………………………………… 20
4. 複数回の繰り返し照射 …………………………………………… 26
5. 合併症とその対処 ………………………………………………… 32
6. 症例集 ……………………………………………………………… 34
7. 外傷性刺青 ………………………………………………………… 48
8. アートメイクの除去 ……………………………………………… 52

III ピコ秒レーザーによるシミ・アザ治療　　59

1. 老人性色素斑・ADM ……………………………………………… 60
2. 太田母斑 …………………………………………………………… 66
3. 異所性蒙古斑 ……………………………………………………… 68
4. 先天性色素性母斑 ………………………………………………… 70

Ⅳ　ピコ秒レーザーによる美容皮膚治療（ノーダウンタイム）　75

1. 本治療の適応（効果の予測と患者への説明）・・・・・・・・・・・・・ 76
2. 治療の実際・・ 80
   1 pico-Alex（PicoSure®）による美容皮膚治療・・・・・・・・・・・ 80
   2 pico-Nd:YAG（PicoWay®）による美容皮膚治療・・・・・・・・ 82
3. 合併症とその対処・・・・・・・・・・・・・・・・・・・・・・・・・・・・・・・・・・・ 88
4. 症例集・・・ 92

索　引・・109

コメント

①用語について　4
②レーザーのパラメーター　5
③真皮メラノサイトーシスと刺青は治癒機序が異なる？　17
④濃い刺青は初めが薄くなりにくい　30
⑤ピコ秒レーザーはPIHが少ないというのはウソ　31
⑥外傷性色素沈着は肝斑と同じでレーザー禁忌である　51
⑦真皮メラノサイトーシスに対してピコ秒レーザーはnano-Rubyを上回ることができるか？　74
⑧それでも最強！ナノ秒QスイッチルビーレーザーAザー　78
⑨ピコトーニングは絶対危険！　78
⑩PicoSure®のfocusハンドピースとPicoWay®のResolveハンドピースはまったく異なる　85
⑪ピコ秒レーザーは1ヵ月以上あけないとレーザートーニングと同様の危険が増大する　86

コラム

①部品課金モデル　12
②これでピコ秒レーザーと呼べるのか？　14
③口唇アートメイクに苦労した例　56
④肝斑・PIHにレーザーが禁忌の理由　61
⑤ピコ秒レーザーによる老人性色素斑治療はナノ秒Qスイッチルビーレーザーより良いか？　64
⑥老人性色素斑とADMに筆者はナノ秒Qスイッチルビーレーザーを用いるが、ピコ秒レーザーも有力である　65
⑦先天性色素性母斑の難しさ　72
⑧レーザーは医師が当てるべきか、看護師や一般職員に当てさせてもよいかという問題について　87

I　ピコ秒レーザー治療総論

1. ピコ秒レーザーの歴史と背景
2. ピコ秒レーザーの理論
3. 現在用いられている機械の種類と特徴
4. 今後の展望

I ピコ秒レーザー治療総論
1. ピコ秒レーザーの歴史と背景

> ◎ポイント
> ・ピコ秒レーザーは，ナノ秒Qスイッチレーザーを超えた，超短パルスレーザーである．
> ・照射時間幅がナノ秒（10^{-9} s）より短いピコ秒（10^{-12} s）オーダーになっている．
> ・今までにない短い照射時間幅のレーザーなので，新しい効果が期待されている．

皮膚レーザー治療の歴史

　皮膚レーザー治療に用いられるレーザーは，組織を正確に削り取る蒸散型のレーザー（炭酸ガスレーザー，Er:YAGレーザーなど）と，異常構造を選択的に破壊するパルスレーザーに分かれて発展してきた．このパルスレーザーには，皮膚細血管性病変を除去するパルス色素レーザー（pulsed dye laser：PDL）や，刺青，真皮メラノサイトーシスを除去するナノ秒Qスイッチレーザーがある．

ナノ秒Qスイッチレーザーの実用化

　ナノ秒Qスイッチレーザーは1980年代の後半に相次いで実用化された．もともとフラッシュランプの励起のパルスレーザーはマイクロ秒（10^{-6} s）オーダーの照射時間幅だが，Qスイッチという電子シャッターのような部品を組み込むことによって，ため込んだレーザー光を一挙に放出してナノ秒（10^{-9} s）オーダーの照射時間幅を実現できるようになった．臨床的観察の結果，ナノ秒Qスイッチレーザーには，これまでにない以下の優れた性質があることが明らかになった．

①照射時間幅が短いということはピークパワー（W_{max}）が高い（図1）ということであり，ピークパワーが高いレーザー光は組織深達性が上がるので，これまでレーザーで治療が難しかった真皮病変の治療の可能性が出てきた．

②照射時間幅が短い（当該構造物の熱緩和時間より短い）ということは，「熱閉じ込め」が成立して，周囲構造を熱損傷させることなく当該構造物を高温にすることができる（詳しくは次項「2. ピコ秒レーザーの理論」を参照）．

　そして，Qスイッチルビーレーザー（Q-switched Ruby laser：QSRL），Qスイッチアレキサンドライトレーザー（Q-switched Alexandrite laser：QSAL），Qスイッチ Nd:YAG レーザー（Q-switched Nd:YAG laser：QSYL）の3種類のレーザーが発売された．臨床的には，これまでレーザー治療の難しかった刺青除去が可能となり，また太田母斑，残存性蒙古斑，後天性真皮メラノサイトーシス（acquired dermal melanocytosis：ADM）などの真皮メラノサイトーシスが治療可能となった．さらに，老人性色素斑などの真皮色素性病変にも有用であることが判明した．その後，それぞれの疾患に対する治療ノウハウも蓄積し，治療成績は非常に向上した．

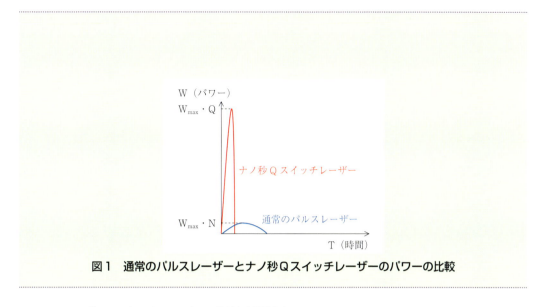

図1 通常のパルスレーザーとナノ秒Qスイッチレーザーのパワーの比較

　ナノ秒Qスイッチレーザーの照射時間幅は，nano-Rubyで20～40 ns，nano-Alexで50～80 ns，nano-Nd:YAGで5～10 ns程度である．この照射時間幅をもっと短くしたらどんな臨床効果が現れるのかという点は，非常に興味深い疑問であったが，機械技術的になかなか実現しなかった．すでに1998年にRossらは，実験用の機械を用いて照射時間幅35 psのpico-Nd:YAGは10 nsのnano-Nd:YAGより刺青除去効果が高いことを報告している[1]．しかし，その後ピコ秒レーザーの市販化までには10年以上を要してしまう[2,3]．このことは安定した製品作りが非常に難しかったことを物語っている．

ピコ秒レーザーの実用化

　2013年にCynosure社はpico-Alex（PicoSure®）を発売，2014年にCutera社はpico-Nd:YAG（enLIGHTen™）を，2015年にSyneron Candela社はpico-Nd:YAG（PicoWay®）を発売した．その後，世界で数社が続けてpico-Nd:YAGを発売するなど，近年になって一気に技術革新が進んだようである．ただし，2017年8月現在，pico-Rubyはまだ製品化されていない．これらピコ秒レーザーの主な使用目的はもちろん刺青除去[4,5]だが，最近では美容皮膚治療への応用が研究されている[6,7]．

　筆者は2014年にpico-Alex（PicoSure®），2015年にpico-Nd:YAG（PicoWay®）を購入して臨床使用している．現在の手応えとしては，刺青除去については革命的進歩が実感できる．美容への応用はまだデータ不足だが，良い手応えを感じている．

文　献

1) Ross V, Naseef G, Lin G, et al：Comparison of responses of tattoos to picosecond and nanosecond Q-switched neodymium：YAG lasers. Arch Dermatol 134：167-171, 1998
2) Brauer JA, Reddy KK, Anolik R, et al：Successful and rapid treatment of blue and green tattoo pigment with a novel picosecond laser. Arch Dermatol 148：820-823, 2012
3) Saedi N, Metelitsa A, Petrell K, et al：Treatment of tattoos with a picosecond alexandrite

コメント①　用語について

これまで世界中で広く用いられている，照射時間幅が数十ナノ秒のレーザーをQスイッチレーザーと呼んでいる．その中には，Qスイッチルビーレーザー（QSRL），Qスイッチアレキサンドライトレーザー（QSAL），Qスイッチ Nd:YAG レーザー（QSYL）が含まれる．「Qスイッチ」という機械（部品）を用いることで数十ナノ秒という短い発振時間を実現したのだから，これらのレーザーの特徴として「Qスイッチ」という名称をつけることは当時としては適正であった．

ところが，ピコ秒レーザーが開発されて呼称の問題が生じてしまった．照射時間幅がナノ秒より短くピコ秒オーダーになった．そのためこれらの新しいレーザー群をピコ秒レーザーと呼ぶことに問題はない．ただし，実はピコ秒レーザーの多くには「Qスイッチ」が使われているのである．つまり，「Qスイッチ」が用いられているレーザーがQスイッチレーザーならば，旧式のナノ秒Qスイッチレーザーも新しいピコ秒レーザーもすべて（広い意味で）Qスイッチレーザーに含まれてしまうことになる．これは大きな混乱を招くであろう．しかも，現在は短い照射時間幅を実現する方法としては「Qスイッチ」を利用することが多いが，今後の技術革新によって「Qスイッチ」以外の別の方法が利用されるようになる可能性も高い．その場合もナノ秒レーザーはQスイッチレーザーと呼ぶのだろうか．「Qスイッチ」が用いられていないQスイッチレーザーというのも変な話である．結局のところ，本当はどのような部品が使われているかということよりも，照射時間幅がどれだけかということの方が重要であるのだから，部品名は呼称に用いない方が良い．したがって本書では，例えばナノ秒アレキサンドライトレーザー（nano-Alex），ピコ秒アレキサンドライトレーザー（pico-Alex）という呼称を用いることにする（表）．ただし，旧呼称に親しんできた読者も多いであろうから，適宜旧呼称も併記することにする．この辺りの事情について，ご理解いただきたい．

表　各レーザーの呼称

	旧呼称	本書での呼称
ルビー（694 nm） 20～40 ns	Qスイッチルビーレーザー （QSRL）	nano-Ruby （nano-QSRL）
アレキサンドライト（755 nm） 50～80 ns	Qスイッチアレキサンドライトレーザー（QSAL）	nano-Alex （nano-QSAL）
Nd:YAG（1,064/532 nm） 5～10 ns	Qスイッチ Nd:YAG レーザー （QSYL）	nano-Nd:YAG （nano-QSYL）
アレキサンドライト（755 nm） 550～750 ps	ピコ秒アレキサンドライトレーザー	pico-Alex
Nd:YAG（1,064/532 nm）	ピコ秒 Nd:YAG レーザー	pico-Nd:YAG
Nd:YAG（1,064 nm） 450～750 ps	ピコ秒 Nd:YAG レーザー （1,064 nm）	pico-Nd:YAG1064
Nd:YAG（532 nm） 375～750 ps	ピコ秒 Nd:YAG レーザー （532 nm）	pico-Nd:YAG532

コメント②　レーザーのパラメーター

パルスレーザーの代表的なパラメーターについて復習してみよう．

(1) 波長

レーザーの波長は，発振媒体によって決まる(**表**)ので，変化することはない．つまり，A社のアレキサンドライトレーザーもB社のそれも，常に波長は755 nmである．

表　発振媒体と波長の関係

ルビー	694 nm
アレキサンドライト	755 nm
Nd:YAG	1,064 nm
Nd:YAG（高調波）	532 nm

(2) フルエンス

パルスレーザーの強さは，単位面積あたりのレーザー1発の平均エネルギー密度として表現する．これをフルエンスと呼ぶ．単位はJ/cm^{2}である．ただし，スポットの面積内のエネルギー密度がすべて同じだと仮定して計算しているので，スポット内のエネルギー密度が均一でない場合には，その点を考慮しなければならない．

(3) ビーム径とビームプロファイル

他のパラメーターが同じであっても，ビーム径が異なると生体反応が異なることがある．一般的に細いビーム径より太いビーム径の方が散乱の影響が少なくなるので，深いところまで強力な作用を与えることができる．ただし，レーザーの機種によって同じ4 mm径といっても，ビームの形は円形であったり長方形であったりして異なるので注意が必要である．

一方，スポット内での強度分布をビームプロファイルと呼ぶ．ビームプロファイルは均一であるのが理想だが，中央部分が強くて周辺が弱い機械など，不均一な場合も多いので注意が必要である．

(4) 照射時間幅

パルスレーザーの照射時間を照射時間幅(duration)と呼ぶ．ピークパワー(W_{max})の1/2のパワー($W_{1/2}$)を超えている時間($T_{1/2}$)を半値幅と呼び，照射時間幅と定義する(**図**)．単純な山形のパルスの場合は問題ないが，不規則な波形の場合や，複数パルスを組み合わせている場合などに定義と照射時間幅の実情が乖離してくるので注意が必要である．

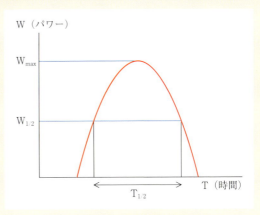

図　照射時間幅の定義（半値幅）

---

　　laser：a prospective trial. Arch Dermatol 148：1360-1363, 2012
4) 河野太郎，今川孝太郎，赤松　正：ピコ秒発振レーザーを用いた治療．形成外科 60：147-153, 2017
5) 葛西健一郎：刺青のレーザー治療．PEPARS 111：115-122, 2016
6) 河野太郎，今川孝太郎，宮坂宗男：超短パルス（ピコ秒）発振レーザー．Aesthe Derma 25：412-416, 2015
7) 葛西健一郎：ピコ秒レーザーによる刺青と皮膚良性色素性病変の治療．日レーザー医会誌 37：440-446, 2017

I ピコ秒レーザー治療総論
2. ピコ秒レーザーの理論

> ◎ポイント
> ・ピコ秒レーザーでは「熱閉じ込め」に加えて「応力閉じ込め」が起こるので、光音響作用によって効率的に刺青粒子が破砕される．
> ・短い照射時間幅という特性を生かして、美容皮膚治療への応用が研究されている．

パルスレーザーの理論と実用化

　パルスレーザーで、皮膚の特定の構造物を選択的に破壊しようという考えは、Andersonらの選択的光熱分解理論(selective photothermolysis theory)[1]が始まりである．この理論の要点は、①標的によく吸収されて周囲には吸収されにくい波長を用いて標的に熱を集める、②標的から熱が拡散する時間(熱緩和時間)より短い時間に集中的に作用させる、という2つの条件を満たしたレーザー光の照射により、周囲組織に熱損傷を与えずに標的を熱破壊するというものである．熱を周囲に逃げる時間を与えずに標的内に閉じ込めるという意味で「熱閉じ込め」(図1)[2]と呼ばれている．

　この理論に基づいて初めて実用化したのが、真皮の毛細血管を破壊するパルス色素レーザー(波長585 nm程度、照射時間0.5 ms程度)である．これまで良い治療法がなかった毛細血管奇形(単純性血管腫)が治療可能になったことは、臨床的に非常に意義深いことであった．その後、ナノ秒Qスイッチレーザー(波長694～1,064 nm、照射時間10～50 ns)が、刺青粒子や皮膚メラノソームを選択的に破壊できることが明らかになり、刺青[3]や太田母斑[4]が治療可能となったことは皮膚レーザー治療の歴史上、最も輝かしい成果といえる．

ピコ秒レーザーの理論

　ここまでの治療理論は、レーザーの光エネルギーを熱エネルギーに変えて標的の破壊に利用するという意味で、光熱反応(photothermal reaction)と表現することができる．ところが、レーザーの照射時間幅が1 nsを切ってくると、光熱反応に加えて別の反応が起きるようになってくる．それが光音響作用(photoacoustic reaction)である．レーザー光が刺青の炭素粒子のような固体に吸収されたときに、発生する熱によってその固体は膨張する．その膨張は一種の波動として粒子全体に広がっていくが、粒子の一部分を見れば、膨張しようとする波は一種の力(応力)がかかっているとみなすことができる．最終的には与えられた光エネルギーは熱エネルギーに変化する光熱反応なのだが、その初期状態では光エネルギーは波動(応力)エネルギーに変化しているのである．この膨張波動(応力)が、粒子全体に行きわたって停止するまでの時間を応力緩和時間という．通常のナノ秒までの照射時間は、粒子の応力緩和時間より長いので何も起こらないが、

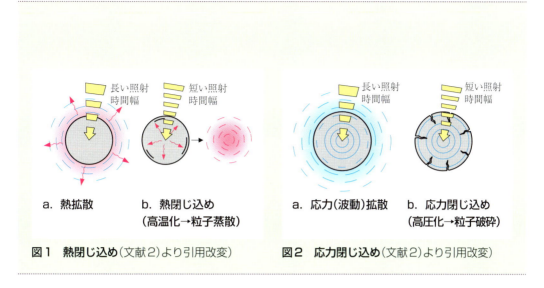

図1 熱閉じ込め（文献2）より引用改変

図2 応力閉じ込め（文献2）より引用改変

　照射時間幅が1 nsを切ってピコ秒のオーダーになると，この波動（応力）が拡散できずに閉じ込められるという現象が起こる．これが「応力閉じ込め」（図2）[2]である．外に逃げることができずに閉じ込められた応力は，粒子内の高圧化・衝撃波生成を通じて粒子の破砕を起こす．これが光音響作用の発生原理である．破砕された粒子には光熱反応は起こるわけだから，光熱反応が光音響作用に置き換わるわけではない．照射時間幅が短くなってピコ秒オーダーになると，光熱反応に加えて光音響作用が現れるのである．

ピコ秒レーザーの有効性

　この結果として臨床上何が起こるのかというと，刺青治療時に刺青粒子が破砕されるので治療効率が良くなることが理論的に説明される．ただし，ピコ秒レーザーによる生体組織内のメラノソーム破壊の効率が良くなるのか，また肌の若返りに効果があるのかという点について，十分説得力のある報告はまだない．筆者は，ピコ秒レーザーが刺青に対して画期的に有効であることは理論的にも臨床的にも間違いないとみている．また，ピコ秒レーザーがメラニン性疾患に対して，ナノ秒Qスイッチレーザーと同等，あるいはそれ以上に有効であるとみている．さらに，ピコ秒レーザーの美容皮膚治療における画期的な優位性はまだ証明されていないが，その特性を生かして上手に使えばかなり有効なのではないかと感じている．今後の研究に期待したい．

文　献

1) Anderson RR, Parrish JA：Selective photothermolysis：precise microsurgery by selective absorption of pulsed radiation. Science 220：524-527, 1983
2) 葛西健一郎：刺青のレーザー治療．PEPARS 111：115-122, 2016
3) Kilmer SL, Anderson RR：Clinical use of the Q-switched ruby and the Q-switched Nd:YAG (1064 nm and 532 nm) lasers for treatment of tattoos. J Dermatol Surg Oncol 19：330-338, 1993
4) Watanabe S, Takahashi H：Treatment of nevus of Ota with Q-switched ruby laser. N Engl J Med 331：1745-1750, 1994

I ピコ秒レーザー治療総論
3. 現在用いられている機械の種類と特徴

> ◎ポイント
> ・ピコ秒レーザーとしては，現在，アレキサンドライトレーザー(755 nm)とNd:YAGレーザー(1,064/532 nm)が実用化している．
> ・照射時間幅やビームなどの細かい点は各社製品ごとに微妙に異なる．

　本書執筆中の2017年8月現在，世界で市販されている皮膚治療用ピコ秒レーザーは以下の通りである．新しい業者が年に何社も参入しては撤退したり，変化が激しい．すでに販売している業者も仕様をどんどん改良している．最新の情報はご自身で確認されたい．筆者はこれらのレーザーのうちPicoSure®とPicoWay®を購入して使用している．しかし，どの機械を購入するかということは，本当にその機械が良いということに加えて，担当者とのやりとりがスムーズに進んだという「縁」のようなものも関与している．つまり，この2機種が絶対的に優れているということではない点をご理解いただきたい．

PicoSure®（Cynosure社）

　2013年に世界で初めて市販された皮膚治療用ピコ秒レーザーである(図1a)．アレキサンドライトレーザーであるから波長は755 nm，照射時間は550〜750 psを5段階に切り替えることができる．古典的なモードロック型Qスイッチを用いる関係で他社製品より本体が一回り大きいが，故障も少なく安定して使用できる．オプションとして，ハンドピース先端にFOCUS Lens Arrayを用いたfocusハンドピース(図1b)を付け替えると，fractional状のビームを出すことができる(図1c)ので，美容皮膚治療の際に有用である[1〜4]とされる．さらにオプションとして，黄色，赤色の刺青に対応するために波長を532 nmに変換するハンドピースが用意されている[5]．波長755 nmは，黒色はもとより青色・緑色系の刺青には強いので，これがあれば多色彫りの刺青に対応できる．

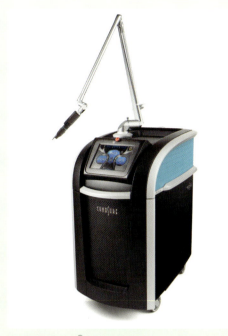

a. PicoSure®

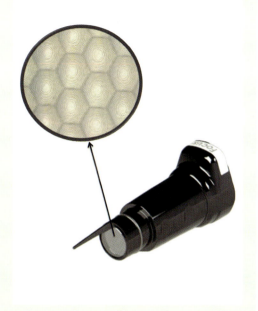

b. FOCUS Lens Array

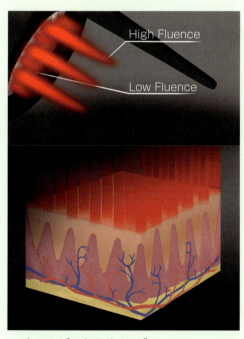

c. focusビームのイメージ

図1　PicoSure®（Cynosure社）

enLIGHTen™(Cutera社)

　PicoSure®に続き2014年末に発売されたピコ秒レーザーで(図2)、初めてのNd:YAGレーザー(波長1,064 nm、532 nm)である。本機の特徴は、特殊な増幅器を内蔵しているので、幅広い照射径とフルエンスを自由に調節できる点である。照射時間幅は基本的には750 psだが、パルスを2発並べることによって擬似的に2 nsのパルスを出すことができるモードを持っている。本機を全体的に見ると照射時間幅が長めで、出力が高めなので美容向きの機械かもしれない。筆者は使用経験はない。

PicoWay®(Syneron Candela社)

　2015年、3番目のピコ秒レーザーとして発売された(図3a)。波長は1,064、532 nmのNd:YAGレーザーである[6]。一旦アレキサンドライトで励起されたレーザーをNd:YAGに変換する主発振器出力増幅器(master oscillator power amplifier：MOPA)という特殊な機構を採用している。本機の特徴は、1,064 nmで450 ps、532 nmで375 psという短い照射時間幅にある。ピコ秒レーザーは照射時間幅が短くなるほど破壊力が増すので、カタログ出力以上の「パワー」を体感することができる。オプションでholographic lensを用いたResolveハンドピース(図3b)を用意しているので、これを用いれば美容皮膚治療に有用かもしれない。また、1,064 nm、532 nmに加えて785 nmを出すことができるオプションがあるので、これを実装すれば青色・緑色系の色素も除去可能となり、多色彫りの刺青に対応することができるようになった。

その他

　その他にも、イタリアや韓国などの会社がピコ秒Nd:YAGレーザーの開発に成功して販売を開始しているようである。今後の熾烈な開発競争は業者にとっては大変なことだろうが、われわれユーザーである医師にとっては、機械の性能が上がり、価格が下がり選択肢が増えるだろうし、好ましい流れだと思われる。今後の各業者の努力に期待したい。

文　献

1) Ge Y, Guo L, Wu Q, et al：A prospective split face study of the picosecond alexandrite laser with specialized lens array for facial photoaging in Chinese. J Drugs Dermatol 15：1390-1396, 2016
2) Saluja R：Evaluation of the safety and efficacy of a low fluence, picopulsed, alexandrite laser in a Pico-Toning technique with a diffractive lens optic for the treatment of photodamage and textural improvement in "off the face" applications. J Drugs Dermatol 15：1398-1401, 2016

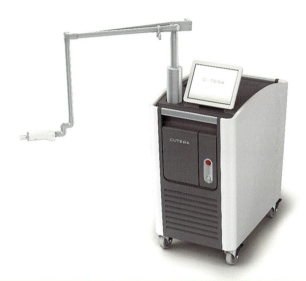

図2 enLIGHTen™(Cutera社)

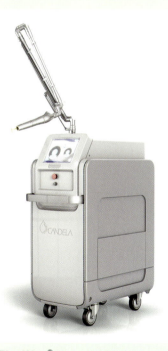

a. PicoWay®

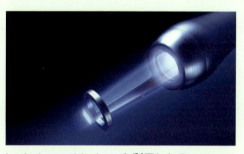

b. holographic lensを利用したResolveハンドピース

図3 PicoWay®(Syneron Candela社)

3) Tanghetti EA, Tartar DM：Comparison of the cutaneous thermal signatures over twenty-four hours with a picosecond alexandrite laser using a flat or fractional optic. J Drugs Dermatol 15：1347-1352, 2016
4) Khetarpal S, Desai S, Kruter L, et al：Picosecond laser with specialized optic for facial rejuvenation using a compressed treatment interval. Lasers Surg Med 48：723-726, 2016
5) Alabdulrazzaq H, Brauer JA, Bae YS, et al：Clearance of yellow tattoo ink with a novel 532-nm picosecond laser. Lasers Surg Med 47：285-288, 2015
6) Bernstein EF, Schomacker KT, Basilavecchio LD, et al：A novel dual-wavelength, Nd:YAG, picosecond-domain laser safely and effectively removes multicolor tattoos. Lasers Surg Med 47：542-548, 2015

コラム①　部品課金モデル

　レーザーは高価な機械である．高度な精密機械なので仕方のない面もあるが，購入しようとする者にとって高価格というのは大きなハードルである．何とか購入できたとしても，今度はメンテナンス費用が重くのしかかってくる．複雑な機械であるから部品も高価で整備に時間・手間がかかるので，どうしてもメンテナンス費用が高くなる．1年あたりのメンテナンス費用は本体価格の10％以上が必要となる場合もある．ユーザーである医師の視点から見れば，頻繁に使って売上げが上がっているのならメンテナンス費用が高くても何とかやっていけるが，滅多に使わないのにメンテナンス費用が高かったら目も当てられない．そこで，機械本体の代金だけでなく，使用頻度に応じて何らかの部品代として課金しようとする動きが現れた．

　古くは初期のQスイッチルビーレーザー（QSRL）がそうであった．機械とは別にプリペイドカードのようなカードを販売し，それを差し込んでショット数をカウントするというシステムになっていた．カードの代金で，ショット数ごとに消耗する部品代を賄おうとしたわけである．この方法は，ある意味合理的な方法であったが，ユーザーの医師には評判が悪かった．「故障して部品交換が必要になるのは壊れやすい機械を作ったそちらの責任だろ！　それをすでに高い金を払って機械を買ったワシに払わせるとはけしからん」というわけである．故障しないのが当たり前の電化製品に囲まれて生活している現代人の心理としては，当然のことかもしれない．しかし，レーザーの使用頻度というものは，クリニックによって10倍も20倍も違うものである．よく使っているクリニックでは利益も上がっているはずだから，そういうところに高く支払ってもらうことは，使用頻度の少ないユーザーにとっては相対的には得なのである．

　かくして，最近のレーザーは，一部のオプション部品に少し課金するものや，逆に一切課金部品がないことをアピールして販売につなげようとするところなど，入り乱れた状態になっている．したがってレーザーの購入を検討する場合には，本体価格だけでなく，購入後のメンテナンス費用や課金部品の費用も含めて慎重に検討する必要がある．

I ピコ秒レーザー治療総論
4. 今後の展望

◎ポイント
- ピコ秒レーザーの登場により刺青治療は革命的に進歩した．
- 照射時間幅がさらに短くなると，また大きな進歩が起こる可能性がある．
- 美容皮膚治療への応用も急ピッチで進んでいる．

　前項「3．現在用いられている機械の種類と特徴」で述べた通り，Cynosure社，Cutera社，Syneron Candela社が相次いでピコ秒レーザーを発売して以来，おそらく全世界のレーザー会社がピコ秒レーザーの製造・販売を検討したと思われる．実際に，いくつかの会社はピコ秒レーザーの発売を実現した．しかし，ピコ秒レーザーの発売を断念した会社も多い．刺青除去のマーケットは，それほど大きいわけではなかったということだろう．rejuvenation（若返り・美容治療）目的にピコ秒レーザーを買う医師の方がむしろ多いのかもしれない．ピコ秒レーザーによる美容皮膚治療は，当面の目新しさからしばらくは好況が続くと思われるが，美容患者は移り気であり，ピコ秒レーザーによる美容皮膚治療が他を圧する絶対的に優れた効果を持っているわけではないことを考えると，永続的に売れ続けるとは考えにくい．ブームは今後5〜10年で，その後は，先細りになることが必然であろう．

　しかし，現在数百ピコ秒の照射時間幅が短くなり，数十ピコ秒〜数ピコ秒になれば現在のピコ秒レーザーとはまったく異なる優れた治療効果が得られる可能性も高くなる．ピコ秒を切ってフェムト秒（10^{-15}秒）のオーダーになれば，まったく異次元の世界が開けるのかもしれない．眼科領域ではすでにフェムト秒レーザーが実用化していることから考えると，その日は意外と近いのかもしれない．

コラム②　これでピコ秒レーザーと呼べるのか？

　現在販売されているピコ秒レーザーは，どれも照射時間幅は数百ピコ秒である．ナノ秒Qスイッチレーザーが5〜50 nsなのに比べると，たかだか1〜2ケタ短縮したにすぎない．これでピコ秒レーザーと呼べるのかという単純な疑問がある．ピコ秒レーザーと呼ぶからには，数ピコ秒〜数十ピコ秒にならないとおかしいような気もする．現在の数百ピコ秒のレーザーは，ピコ秒レーザーと呼ばずにサブナノ秒レーザーとでも呼ぶ方が本当は正しいのだろう．

　しかし，ピコ秒レーザーを買って実際に使ってみると明らかに実感することは，「ピコ秒レーザーはナノ秒レーザーとはまったく違う」ということである．単なるナノ秒レーザーの改良版ではなく，まったく別のレーザーとなっている．それだけ応力緩和時間の壁を破ったということが，大きな意義を持っているのだということを思い知らされる．そうしてみると，たった1〜2ケタの違いであっても，「ピコ秒レーザー」の名前を与えてやってもよいのかもしれない．今後，さらに照射時間幅が短縮されて数十ピコ秒〜数ピコ秒になったらどうなるのか，まったく未知の世界であるし，それらのレーザーを何と呼ぶのか心配な面もある．それはともかく，著しい技術進歩の心配をしているよりも，今あるピコ秒レーザーの良い使い方を研究することにしよう．

II ピコ秒レーザーによる刺青治療

1. 治療理論
2. 麻　酔
3. 照射方法と術後処置
4. 複数回の繰り返し照射
5. 合併症とその対処
6. 症例集
7. 外傷性刺青
8. アートメイクの除去

Ⅱ ピコ秒レーザーによる刺青治療
1. 治療理論

> ◎ポイント
> ・ナノ秒Qスイッチレーザーは照射時間幅が熱緩和時間より短いために刺青粒子の選択的熱破壊が可能となったが，ピコ秒レーザーではそれに加えて照射時間幅が応力緩和時間より短いことにより，光音響作用が働いて刺青粒子が効率的に破壊される．

超短パルスレーザーによる刺青治療の理論

　超短パルスレーザー(ナノ秒Qスイッチレーザーおよびピコ秒レーザー)で刺青が除去できる理論は次の通りである．刺青は真皮内に色素が埋入されて残った状態である．実際には色素粒子が真皮のコラーゲン線維間に単独でとどまっているものと，細胞(おそらくマクロファージ)が刺青粒子を貪食して膨らんだ状態で血管周囲まで移動して，そのまま動けなくなりそこにとどまっているものがある(図1)．超短パルスレーザーは，非常にピークパワーが高いために深達性に優れ，真皮内まで容易に到達する．そこで，真皮内の刺青粒子に吸収され，刺青粒子を熱破壊するが，照射時間幅が非常に短い(熱緩和時間より短い)ために，周囲組織を熱損傷することが少ない．それで，真皮の刺青粒子を選択的に破壊できる．ピコ秒レーザーの場合には，上記の作用に加えて，照射時間幅が応力緩和時間より短いために，応力閉じ込めが起こって，刺青粒子が破壊しやすくなる．これは「Ⅰ．ピコ秒レーザー治療総論」に記載した通りである．

刺青粒子はその後どうなるか

　ナノ秒Qスイッチレーザーにより熱破壊された刺青粒子，およびピコ秒レーザーにより粉砕されたうえ，熱破壊された刺青粒子がこの後どうなるのかという点については，まだ詳細な研究はない．マクロファージによって貪食されて運び去られるという説があるが，まだ証明されていない(コメント③参照)．筆者は，単純に刺青粒子は真皮の中で燃え尽きると考えた方が理解しやすいと考えている．薄い刺青(刺青粒子の絶対量が少ないケース)は，少ない治療回数で燃え尽きるので，簡単に治療が終了する．ところが濃い刺青(刺青粒子の絶対量が多いケース)はなかなかすべての刺青粒子が燃え尽きないので，多くの治療回数が必要となる．黒の刺青の場合にはすべての波長の光を吸収するので問題ないが，多色彫りの刺青の場合には，それぞれの色素の吸収率の高い波長を用いた方が効率良く治療できる．この色素による波長依存性は，ナノ秒Qスイッチレーザーからピコ秒レーザーになってかなり減少したといわれているが，実際には厳然として残っている．それゆえ多色刺青に対応するには1,064, 755, 532 nmの3波長が必要である．東海大学の河野太郎先生は，「刺青粒子が一定の大きさより細かく粉砕されると，粒子が残っていても外から色は見えなくなる」という学説を紹介しているが，これは注目に値する．刺青治療のゴールは，臨床的には「外見上刺青が見えなくなること」だが，それは組織学的なレベルではどうなるのかという点について詳細な検討が必要である．

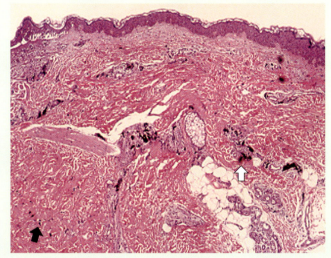

図1 真皮内の刺青色素の分布
コラーゲン線維間に分布する色素
(↑)とマクロファージに貪食されて
血管周囲まで移動して，そこにとど
まっている色素(⇧)がある．

コメント③　真皮メラノサイトーシスと刺青は治癒機序が異なる？

　ナノ秒Qスイッチレーザーの時代から感じていたことだが，筆者は真皮メラノサイトーシスと刺青をレーザー治療した場合の治癒経過が少し異なることを感じている．この「異なる感じ」は，ピコ秒レーザーになってもやはり同様である．どういうことかというと，真皮メラノサイトーシスは，レーザー治療直後にある程度薄くなるのだが，その後さらに数ヵ月以上(蒙古斑に至っては1年以上)をかけて色調が薄くなっていく．それに対して，刺青をレーザー治療した場合には，治療直後に色が薄くなって，その後はあまり薄くならないように感じているのである．もちろん，レーザー治療による炎症後色素沈着(post-inflammatory hyperpigmentation：PIH)は時間の経過とともに薄くなるのだが，後天性真皮メラノサイトーシス(acquired dermal melanocytosis：ADM)や蒙古斑が，治療後半年くらいでぐんと薄くなっていくのと，何かが違うように思える．

　真皮メラノサイトーシスと刺青の分布位置はほぼ同じであるが，原因物質が大きく異なる．真皮メラノサイトーシスの場合は，原因物質はメラニンが詰まったメラノソームという小胞である．それがメラノサイト(真皮メラノサイト)またはマクロファージ(メラノファージ)という細胞に含まれた状態で存在している．一方，刺青の場合は原因物質はグラファイト(炭素)に代表される固形物質である．それが，単独またはマクロファージに含まれた状態で存在している．この違いが，真皮メラノサイトーシスと刺青の治癒過程に違いをもたらしていると想像される．筆者の推測では，ナノ秒Qスイッチレーザーやピコ秒レーザーによって，メラノファージとそれを含むメラノサイト，マクロファージは破壊されるが，メラニン分子自体はそのまま残る．そのため，それが排出されるのに時間がかかる．それに対して刺青粒子(固形物質)は，レーザー照射によって大部分は即時的に蒸散・消滅してしまい，後で排出される割合は小さいのではないかと考えているのである．筆者の推測が正しいのか正しくないのか，今後の研究が待たれる．

Ⅱ ピコ秒レーザーによる刺青治療
2. 麻　酔

◎ポイント
- ピコ秒レーザーによる刺青治療は，原則的に局所浸潤麻酔下に行う．
- 氷冷で施行可能なこともあるが，かなりの痛みを伴う．
- 皮膚表面麻酔はあまり効かない．

ピコ秒レーザーによる刺青除去の痛み

　ピコ秒レーザーによる刺青除去は痛みを伴うので，麻酔を行った方がよい．無麻酔でも施術不可能ではないが，かなりの苦痛を伴う．また，痛みで患者が動くと正確に照射するのが難しくなる．皮膚表面麻酔（ペンレス®テープ，エムラ®クリームなど）はそれほど効果がない．おそらく刺青はかなり深いところまで破壊反応が出るため，皮膚表面麻酔では追いつかないのだろう．結局のところ，局所浸潤麻酔が必要ということになる．もちろん，患者の希望と実施体制があれば，全身麻酔をかけて治療することもできる．その場合でも治療部位には局所浸潤麻酔を行っておかないと，全身麻酔から覚醒したときに激痛で悶絶することになる．

筆者のクリニックでの麻酔法

　筆者は原則的には0.5％エピレナミン入りキシロカイン®を生理食塩水で2倍に希釈して使用している．20 cc入り注射器に入れて，5本くらいまでは外来患者でも安心して使用している．それ以上使用する場合は，血管拡張作用による血圧低下に備えて血圧測定や輸液を考えた方がよい．
　その部位の神経走行を考えて，中枢側から末梢側へ打っていくと，すでに麻酔の効いているところに針を刺すことになるので痛みが少なくて済む（図1a〜1e）．注入深度は真皮の直下（皮下脂肪の上層）を狙う．針が細い方が刺入時の痛みが少ないので，筆者はいつも27 G針を用いている．
　2倍希釈した麻酔薬でも数時間以上の麻酔効果が得られるので，麻酔が切れて患部が痛むということはあまりないが，患者の心理面を考えて非ステロイド系鎮痛薬を数錠持たせて帰すとよい．

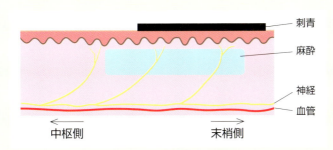

図1a 皮下に麻酔を打つ場合,麻酔の効く位置は中枢側に少しずれる

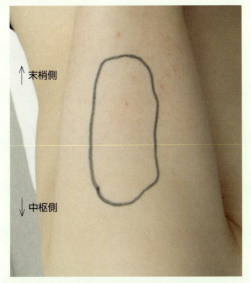

図1b この範囲の刺青に麻酔をする場合

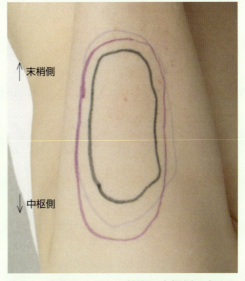

図1c 麻酔をするべき範囲は中枢側に広めとなる

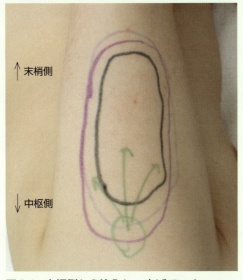

図1d 中枢側から注入し,広げていく

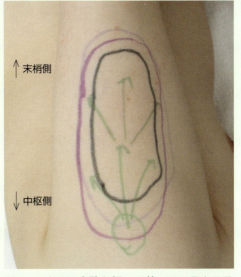

図1e すでに麻酔を打って効いているところに針を刺すようにすると,痛みは少なくて済む

II　ピコ秒レーザーによる刺青治療
3．照射方法と術後処置

> ◎ポイント
> ・皮膚に垂直に正しい距離を保って照射することが大切．
> ・適度な出力（皮膚が飛散しない程度）で照射する．
> ・創傷が順調に回復するように，正しい処置を励行させる．

照射の基本

　レーザー照射に際しては，以下の基本を守って照射していただきたい．

(1) 照射距離

　レーザーのビームは，ハンドピースから出たあと広がっていくものと，集束して細くなるもの（PicoSure®，PicoWay®など）がある．どちらにしても，ガイドを基準に一定の距離で照射しないと，フルエンスが変化してしまい，記録や議論の意味がなくなってしまう．必ず一定の距離から照射するようにしたい．

(2) 照射角度

　レーザーを皮膚表面に対して垂直ではなく斜めに照射すると，ビームが広がって変形し，やはり正しいフルエンスで照射されないことになる．人体は筒状の構造が多いが，常に表面に対して垂直に照射するようにしたい．

(3) 照射面積

　レーザーを広い面積に照射する場合に，1秒あたり5〜10ショット出るモードを用いることが多いが，その場合，ハンドピースを細かく振るようにして散らせて照射する方法は，一見適度に散って良いようにみえるが，結局は複数回当たる場所と当たらない場所ができるだけなので良くない．面倒でも（スピードを落としても）スポットを一つひとつ並べていく方法の方が良い．

　フルエンスは調整して最適な強さで当てようとした場合に，同じ数字（フルエンス）で当てるなら，できるだけビームを大きくした方が効果が高いことに留意すべきである．つまり，同じ$1.0\,\mathrm{J/cm^2}$で当てるのなら直径4 mmより5 mm，5 mmより6 mmの方が効果が高い．7 mmで$1.0\,\mathrm{J/cm^2}$が出ない場合には6 mmで当てるのが最善となる．

(4) 眼球保護

　照射に際して，術者・助手はその波長に適合した保護メガネをかけること．患者にはゴーグルまたは厚いタオルなどで目隠しをすること．また誤照射が起こった場合に被害を最小限にするために，照射する部位以外を布などで覆うことが大切である．眼瞼周囲の照射に際しては，眼球保護用コンタクトシールド（図1）の挿入が必須である．口唇・鼻・耳介などの自由縁の照射に際しては「外れた」レーザービームが後ろに当たらないように，ガーゼ等で後ろを保護しておくことが重要である．

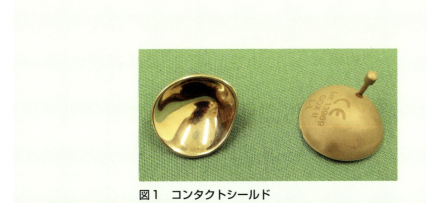

図1 コンタクトシールド

フルエンスの決定

　レーザーの反応が大きいほど刺青減少効果は大きい．ただし，反応が大きいほど組織破壊が大きくなるので，色素沈着・瘢痕化などの副作用が問題となる．したがって，適正フルエンスの決定にあたっては，許される最大の反応の範囲に抑えながら，できるだけ高い効果が得られるようにフルエンスを調節するのが良いということになる．もちろん，事前に予想していた反応と実際の反応は異なることが多いので，常に照射時の反応を観察しながら適正な反応が得られるようにフルエンスを調節するべきである．過剰フルエンスで照射しても小範囲であれば問題は少なくて済むが，全体を過剰フルエンスで照射してしまった場合の被害は取り返しがつかないものになる可能性がある．

　反応の強弱の判断はおおむね次のようになる．照射部位がパッと白くなる現象(immediate whitening phenomenon：IWP)はまったく問題ない．非常に細かい肉眼で見えるか見えないかの場合があるが，大抵の場合は問題ない．皮膚の表面が飛び散る場合は反応が強すぎると考えた方が良い．真皮の一部が飛散して擦過創のような出血が見られる場合には，間違いなく反応が強すぎる．さらに，細かい点については以下のことも考慮に入れると良い．

(1)部分的特性

　顔面・頸部・手掌・足底など創傷治癒が非常に良い(瘢痕化しにくい)部位は，例外的に強い反応が出ても許される．逆に下腿・足背など創傷治癒が悪い部位は，普通以下の反応に抑えても長期間の炎症後色素沈着(post-inflammatory hyperpigmentation：PIH)や瘢痕化が起こりやすい．

(2)皮膚色による差異

　もともと色白の患者や日焼けしていない部分の場合は反応が強めでも許される．逆に色黒の患者や日焼けしている部位，色素沈着のある部位の場合は，刺青だけではなく皮膚のメラニンにも反応するので反応が強くなる．したがってフルエンスを落とさざるを得ない．さらに，こうした例ではPIHが強く出やすいので問題も起こりやすく，次の治療を遅らせなければならないことが多い．

(3)治療回数が進むと出てくる問題

　2回目，3回目と治療回数が進むと，いくつかの問題が顕在化してくる．まず，前回治療時の

PIHが残っていると，レーザーはそれに反応して反応が大きくなる．しかし，刺青色素は前回より減少しており反応は小さくなるため，フルエンスを下げることはできない．大きなジレンマである．前回治療時のPIHは十分薄くなってから治療を行うべきである．また，前回治療後の発赤・炎症が強い状態で照射を強行すると，さらに炎症が強く出る．炎症が強く出るとPIHも強く出る．前回治療後の発赤・炎症が十分に消えてから治療を行うべきである．

前回治療後に白斑が生じた場合でも，次の照射そのものの障害にはならない．しかし，白斑そのものが極めて難治であることを考えると，白斑を増やさないようにフルエンスを下げた方が無難かもしれない．白斑は，前回の治療後の炎症が強く残っている状態で繰り返し治療を強行した場合に生じやすいので，炎症が十分消退するまで治療期間を長くするのが最良の解決策かもしれない．

(4) レーザーの波長による差異

1,064，755，532 nmの3つの波長を比べてみると，組織深達性は1,064 nm＞755 nm＞532 nmであり，メラニンに対する吸収性は532 nm＞755 nm＞1,064 nmである．したがって532 nmはIWPは強く出るが真皮深部の破壊は起こしにくく，1,064 nmは逆にIWPは弱いが真皮深部の破壊を起こしやすい．755 nmはその中間ということになる．

(5) 照射時間幅による差異

同じピコ秒レーザーであっても，機種によって照射時間幅が異なる．照射時間幅が短いほど，低いフルエンスでも強い反応が出ることに注意が必要である．

重ね当て（pass数）の問題

　同一部位にレーザーを複数回重ね当てるべきかどうかという問題がある．同一治療時に同一部位にレーザーを複数回当てる場合に，それを何回当てるかということを「パス（pass）」と表現する．短い間隔で複数回重ね当てすると，熱がたまってしまい損傷がひどくなるので，普通は数十秒以上あけてから重ね当てをする．

　筆者の個人的な意見を以下に記す．重ね当ては，パルス色素レーザーやロングパルスNd:YAGレーザーの場合には有効な場合も多く，筆者もよく行っている．しかし，ピコ秒レーザーによる刺青治療の場合には有効なケースは少ないのではなかろうか．その理由として，ピコ秒レーザーによる刺青治療では良好な反応が出ると，どの波長でもかなり強いIWPが出るため，IWPがある状態でレーザーを当てても，レーザーは散乱されてしまい通らないのではなかろうか，と考えている．

　ナノ秒Qスイッチレーザーによる刺青治療の時代に，米国のレーザー学会で「R20メソッド」が話題となったことがある．「R20メソッド」とは，刺青にナノ秒Qスイッチレーザーを1 pass当てて，20分間放置したあと，IWPが薄くなったところでもう1 pass当てるという方法である．比較研究で，「R20メソッド」は普通の1 pass照射に比べて治療成績が良かったという．

　ピコ秒レーザーによる刺青治療においても，同様の工夫が行われる可能性は高く，今後の研究を待ちたいと思う．ただし，筆者の個人的意見としては，ナノ秒Qスイッチレーザー治療において「R20メソッド」それ自体が優れているわけではなく，単純に「刺青の中には強めの1 passよりも弱めの2 passの方が適した症例がある」ということにすぎないのではないかと考えている．また，ナノ秒QスイッチレーザーのIWPは表皮のメラニンの関与が大きいのに対して，ピコ秒レーザーのIWPは表皮から真皮にかけて広く起こっていて，両者は質的に異なるような気がしている．以上の理由により，個人的にはピコ秒レーザーによる刺青治療で複数パス治療の意義は少ないと思っている．

照射の実例（多色刺青）

　症例は33歳，男性，上腕の多色刺青（図2a）．非常に色鮮やかで派手に濃く見えるので，難しい症例と考えがちだが，よく考えてみると，ナノ秒Qスイッチレーザーでは難しい青・赤・黄色が目につくだけで，これらはすべてピコ秒レーザーの得意な色である．つまり，ピコ秒レーザーがあれば，黒の単色の刺青と難易度は変わらないのである．

　局所麻酔下に全体を治療することにした．ナノ秒Qスイッチレーザーの場合は，2種類目以降のレーザー照射の妨げにならないように，IWPの少ない波長から1,064 nm→755 nm→532 nmの順に当てるのが定石だが，ピコ秒レーザーでは少々事情が異なる．細かい点状出血が起こると赤インクとの見分けが難しくなるので，532 nmを先に照射する．まず，赤と黄の刺青に532 nmを照射した（図2b）．赤と黒のボカシの部分が問題だが，本症例では赤より黒が濃いので，回数のかさみそうな黒の刺青に対して1,064 nmを優先して当てることにした．黒のみの部分は一番除去効果の高い1,064 nmを用いる（図2c）．青と黒のボカシの部分は，今回は青を優先して755 nmを当てることにした（図2d）．これらの波長の選択は，今後の治療では各色の取れ具合を見ながら流動的に考えることになる．治療2ヵ月後（図2e），PIHがやや強いが，各色とも順調に取れてきている．手間はかかるが，黒色単色の刺青と同様の治療回数で完治できそうである（筆者は患者に治療は5回+αと説明している）．

術後処置

　ピコ秒レーザー治療後の皮膚は，損傷が順調に回復するように，2週間ワセリン軟膏とガーゼで処置させる．治療後数日は滲出液が出る場合が多い．水疱ができた場合は針で潰して内容液を抜くと回復が早い．水疱を予防する目的で事前にfractional laserを当てると良いという意見があるが，一つの工夫である．治療部位を注射針で細かくプリックしても同様の効果が得られるので，筆者はこれを行うことがある．経過中に表皮性の細かい痂皮が脱落して治るのが正しい治癒過程である．もし真皮までの深い大きな痂皮ができるようならば，真皮の損傷が大きく，瘢痕化の危険がある．反応が強すぎたと考えられる．

　約2週間で上皮化完了後は通常の生活を許可するが，過度の日焼けや患部の摩擦を避け，治療後の炎症が早く消退するように指導する．

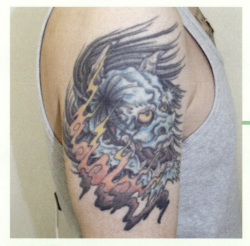

a. 治療前

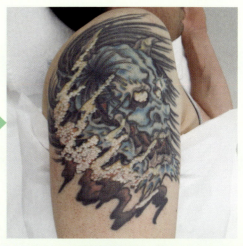

b. 532 nm 照射終了後（赤・黄）

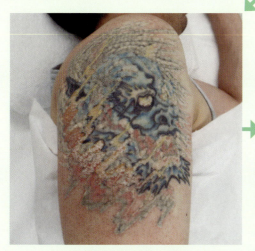

c. 1,064 nm 照射終了後（赤・黒）

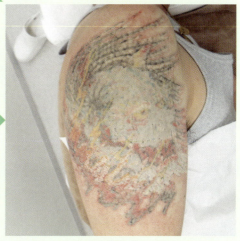

d. 755 nm 照射終了後（青・黒）

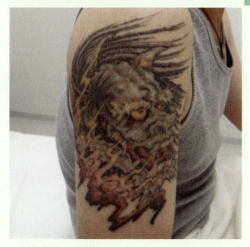

e. 治療2ヵ月後

図2　上腕の多色刺青（33歳，男性）

II ピコ秒レーザーによる刺青治療
4. 複数回の繰り返し照射

> ◎ポイント
> ・繰り返し照射は，炎症やPIHが十分に消退してから行うことが重要．
> ・残っている色に応じて照射する波長を変えていく．

繰り返し照射のタイミング

　刺青のレーザー治療は，複数回の繰り返し照射が必要となる場合がほとんどだが，そのタイミングについては以下のように考えると良い．まず，前回の治療の傷の痂皮が脱落して完全に治っていることが条件だが，発赤や炎症後色素沈着（PIH）もできるだけ消退してから次回治療を行った方が良い．発赤やPIHが強く残っている状態で次の治療を強行すると，不可逆的な白斑形成や瘢痕化をきたす可能性が出てくる．具体的には，体幹・上肢で通常は2ヵ月くらいが目安になる．刺青の色が非常に濃かった場合や高フルエンスで照射した場合など，反応が強く出たときは炎症が強く出る．部位的には，下腿は創傷治癒が悪いためか回復に時間がかかる．結論として，繰り返し治療のタイミングは，原則2ヵ月後とするが，発赤やPIHが強く残っている場合には3〜6ヵ月後に遅らせるということになる．

実際の治療手順

＜症例＞30歳，男性，下腿部刺青

　見るからに極彩色の難しそうな刺青である（図1a）．しかも部位が下腿であるから無理はできない．しかし，よく考えてみると，黄色はpico-Nd:YAG532で何とかなるだろう．青・緑・紫はpico-Alexで取れていくだろう．もちろん黒もどうにでもなる．すると問題は白だけということになる．おそらく変色するのだろうが，何色に変色してそのあとどうなるのかが問題となる．非常にべったりと濃く入っているので，数回かけて少しずつ変色させた方が良いかもしれない，などと考えて治療開始することになる．

　初回治療：まず中枢側半分を治療した．黒にはpico-Nd:YAG1064（2.0 J/cm^2，450 ps），黄色にpico-Nd:YAG532（1.6 J/cm^2，375 ps），青・緑・白にpico-Alex（3.49 J/cm^2，750 ps）を照射した．

　治療2回目：初回治療から2ヵ月後，患者は末梢側半分の治療に来院した（図1b）．ここで現状を分析する．黄色はオレンジに色調を変えながらもかなり取れているようで，このままあと数回で除去できそうである．黒は，濃く入っているところがまだまだだが，ボカシの部分はかなり取れている．予定通りである．このまま繰り返せば問題ないだろう．青と緑は1回の治療で半分以上の色素が除去されている．ただし，すさまじいPIHが起こっている．これは長めに待つ必

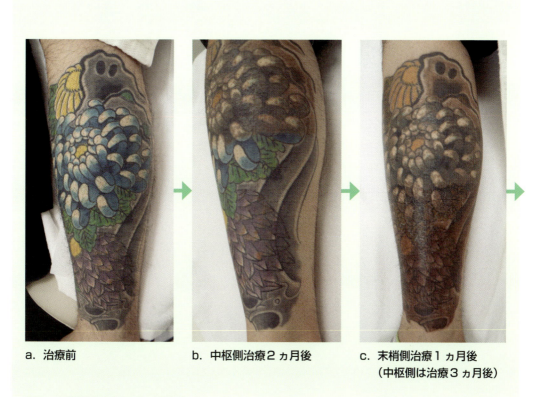

a. 治療前　　　　　　　　b. 中枢側治療2ヵ月後　　　　c. 末梢側治療1ヵ月後
　　　　　　　　　　　　　　　　　　　　　　　　　　　（中枢側は治療3ヵ月後）

図1　下腿部刺青（30歳，男性）

要がありそうである．問題の白インクはあまり変色せずに少し薄くなっているようである．まだ白く残っているインクは同じ条件で繰り返してみることにする．さて，今回は末梢側半分に対して，黄にpico-Nd:YAG532（1.6 J/cm^2），黒にはpico-Nd:YAG1064（2.0 J/cm^2），青・緑・紫・白にpico-Alex（3.67 J/cm^2，650 ps）を照射した．中枢側半分の治療は初回治療より3ヵ月後を指示した．

　治療3回目：初回治療から3ヵ月，中枢側半分の治療のために来院した（figure 1c）．1ヵ月でもPIHは薄くなっているが，まだまだ濃い．こういう場合は無理せずに，濃く残っているところだけに力を注いだ方が良い．黄色にpico-Nd:YAG532（1.6 J/cm^2），その他の部分はpico-Nd:YAG1064（3.2 J/cm^2）を当ててみることにした．

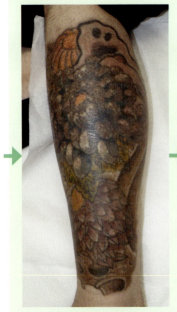 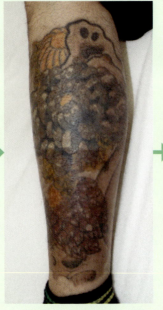 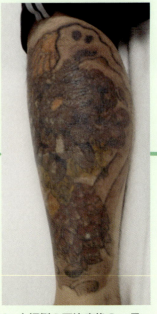

d. 中枢側2回治療後1ヵ月　　　　e. 末梢側2回治療後2ヵ月　　　　f. 中枢側3回治療後2ヵ月
　（末梢側初回治療後2ヵ月）　　　　（中枢側2回治療後3ヵ月）　　　　（末梢側2回治療後4ヵ月）

図1　下腿部刺青（30歳，男性）

　治療4回目：初回治療から4ヵ月，末梢側の治療に来院した（図1d）．相変わらずPIHは強いが全体的に刺青は薄くなってきている．問題の白インクがひどい変色もなく薄くなってきているのがありがたい．青・緑・紫はかなり減っているので，ここでも無理せず全体にpico-Nd:YAG1064（3.2 J/cm²）を照射した．次回3クール目は2ヵ月後に指示．

　治療5回目：初回治療から6ヵ月，中枢側の治療に来院した（図1e）．ここでも無理はせず，黄色にpico-Nd:YAG532（1.6 J/cm²），それ以外にpico-Nd:YAG1064（3.2 J/cm²）を照射した．末梢側は2ヵ月後を指示．

　治療6回目：初回治療から8ヵ月，末梢側の治療に来院した（図1f）．今回は，紫のところに赤の色素が入っているので，そこの部分と黄色部分にpico-Nd:YAG532（1.5 J/cm²），他にpico-Nd:YAG532（1.5 J/cm²），さらにpico-Nd:YAG1064（3.2 J/cm²）を照射した．中枢側は2ヵ月後を指示．

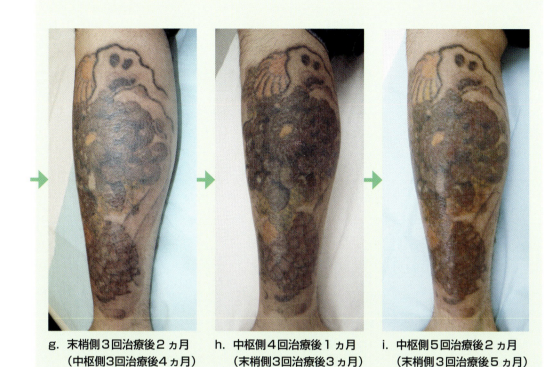

g. 末梢側3回治療後2ヵ月（中枢側3回治療後4ヵ月）　　h. 中枢側4回治療後1ヵ月（末梢側3回治療後3ヵ月）　　i. 中枢側5回治療後2ヵ月（末梢側3回治療後5ヵ月）

図1　下腿部刺青（30歳，男性）

　治療7回目：初回治療から10ヵ月，中枢側の治療に来院した（図1g）．かなり状態は整理され，正常皮膚も見えてきている．結果的に今現在残っているのは元々濃く入っていた黒と黄色の刺青である．黄にpico-Nd:YAG532（1.6 J/cm^2），黒にpico-Nd:YAG1064（3.2 J/cm^2）を照射した．

　治療8回目：初回治療から11ヵ月，4クール目，中枢側の治療に来院した（図1h）．やはり，黄にpico-Nd:YAG532（1.6 J/cm^2），それ以外にpico-Nd:YAG1064（3.2 J/cm^2）を照射した．

　治療9回目：初回治療から13ヵ月，末梢側の治療に来院した（図1i）．黒の面積が減じて黄が薄くなってきている．ここから先は，少し治療間隔を延ばしながら，慎重に残りの色素を除去して完成にもっていくことになる．

本症例から得られた知見

　下腿のかなり激しいPIHであっても，最大3ヵ月間隔で何とか行うことができた．1年で4クール当てられるので，下腿の難しい症例であっても2年あれば8クールできることから，仕上げは別としても，まあ2年で何とかなるといえる．植皮を行った場合の瘢痕を考えると，レーザーが手術より治りが遅いということはない．もはや刺青に手術を施行することは考えられないといってもよいのではないだろうか．

コメント④　濃い刺青は初めが薄くなりにくい

　ピコ秒レーザーはナノ秒Qスイッチレーザーよりも刺青がよく取れるといわれる．よく取れるのだから，きっと濃い刺青が１回目からぐっと薄くなると期待してしまうのも人情ではあるが，その期待は裏切られることになる．実は，ピコ秒レーザーは，薄い刺青はものすごくよく取れるのだが，濃い刺青はそれほど薄くならないことが多い．

　例えば，まっ黒の墨汁は，２倍に薄めても４倍に薄めてもまっ黒である．ところが，墨汁を100倍に薄めてかなり透明に近くなった液体は，２倍に薄めるとそれが薄くなったことが見てわかる．刺青の色が同じ黒であっても，そのインクの量は千差万別であり，症例によって大きく異なる．非常に濃い刺青の場合には，初回のレーザー治療でインクの量が半分になったとしても薄くなったと感じない場合もあり得るのである．そうした場合に非常に高いフルエンスで照射して，できるだけインクを一気に取ってしまおうとする方向性は，組織の破壊が大きくなりすぎて，瘢痕化をきたす可能性が高くなるので好ましくない．

　もっとも，濃い刺青の初回治療時にあまり効果が得られない印象があるということは，ナノ秒Qスイッチレーザーでもあったことである．ナノ秒Qスイッチレーザーもピコ秒レーザーも濃い刺青の初回は効果が明らかには出ないのは事実だが，比較すればピコ秒レーザーの方がよく取れていることは確実にいえる．そんなわけで，筆者は今では刺青にナノ秒Qスイッチレーザーを当てることはなくなってしまった．

コメント⑤　ピコ秒レーザーはPIHが少ないというのはウソ

　ピコ秒レーザーはPIHが出にくいという説がある．筆者はこの説には反対である．そもそもPIHとは何かといえば，組織破壊などの結果起こった炎症の名残りとして生じる生体反応である．PIHの程度はその炎症の程度に依存し，それはすなわち組織破壊の程度に依存するはずである．つまり，かすり傷ならPIHは起こらないが大ケガなら高度のPIHが起きるわけで，その事故の原因には依存しない．レーザーの場合でいえば，大きな組織破壊があればPIHは起こるし，組織破壊が小さければPIHは起こらないだけのことであって，使われたレーザーの種類によるということではないのである．

　まったくPIHが起こらないレーザーというものがあるとすれば，それはまったく組織破壊を起こさないレーザーであり，それはすなわちまったく臨床効果のないレーザーということになる．つまり，ピコ秒レーザーであっても，ある程度の組織破壊が起きる(何らかの組織を壊して除去する)以上，ある程度のPIHは避けられない．もちろん，周囲組織に不必要な熱損傷を起こして重症のPIHをきたすようなことは避けた方が良い．それが起こりにくいという意味ならピコ秒レーザーはPIHをきたしにくいというのはある程度正しい．ただし，ある程度以上の刺青なりシミを除去すれば一定の組織破壊が起こることは避けられないので，一定のPIHは起こると考えた方が良い．筆者には，「ピコ秒レーザーはPIHを起こしにくい」と言っている論者は，非常に軽微な症例をたまたまPIHが少なく治療できた経験を語っているだけのように見える．そのような軽微な症例ならば，別のレーザーを用いて治療してもPIHを起こさないであろう．

Ⅱ ピコ秒レーザーによる刺青治療
5. 合併症とその対処

> ◎ポイント
> ・ピコ秒レーザーは比較的合併症の少ないレーザーだが，合併症の可能性と対策を理解しておく必要がある．
> ・一過性の副作用は安静と創傷保護で回復するので心配ないが，瘢痕化と脱色素斑の形成には注意を要する．

　ピコ秒レーザーによる刺青治療は比較的安全な治療だが，いくつかの合併症の可能性とその対処法について覚えておく必要がある．

①局所の腫れ・痛み・発赤

　ある程度仕方がない面もあるが，治療後数日の安静・冷却・非ステロイド系鎮痛薬で対処する．治療そのものを軽く考えている患者がいるので，事前によく説明して，運動・サウナ・肉体労働を禁止しておく必要がある．

②水疱・滲出液

　ピコ秒レーザー治療後は水疱形成や滲出液が多い．水疱形成した場合は針で穴を開けて内容液を排出すると良い．事前に治療部位を針で多数プリックしておくと予防できる．事前にfractional laserをかけると良いという意見もある．

③溢血斑・出血

　治療直後に非常に細かい溢血斑が多数見られることがある．これは真皮内出血によるもので，普通は治療を要さない．ガーゼに付くような出血が見られる場合は過剰照射で皮膚損傷が激しいということであるから，通常よりも厳重な創傷管理を指示し，少しでも瘢痕化を防止すべきである．

④治療後の赤み・炎症・色素沈着

　治療後2週間程度で上皮化が完了しても，赤みや炎症が残ることは避けられない．少しでも早く消退させるためには，患部をできるだけ擦ったり刺激したりしないことが重要である．炎症を早く消退させることが炎症後色素沈着（PIH）の予防と治療の早道である．日焼けはしない方が良

図1　刺青のpico-Alex治療5回目に生じた脱色素斑

いが，日焼け止めが刺激になることがあるので衣服で隠すようにしてもらうのが良い．トレチノイン，ヒドロキノンなどの外用は有効な可能性もあるが，刺激が炎症を助長してかえってPIHを悪化させることがあるので，筆者は使っていない．

⑤瘢　痕

　ピコ秒レーザー治療部位が瘢痕化することはまれだが，過剰照射の場合や創傷管理が悪くて大きな痂皮を作ってしまったときに起こり得る．普通は数ヵ月で白くなって落ち着くが，肥厚性瘢痕になった場合はケナコルト®の局注や切除術を要する．また，これは合併症ではないが，刺青部位に治療前から瘢痕ができている場合がある．これは治療前に指摘してカルテに記載しておかないと，レーザー治療の結果，瘢痕ができたと誤解されて紛争の原因となる可能性がある．

⑥脱色素斑

　ナノ秒Qスイッチレーザー治療と同様に，ピコ秒レーザー治療でも脱色素斑ができることがある（図1）．時間の経過とともに改善する場合もあるが，全般的になかなか難治である．何よりも予防が重要であると考えられる．脱色素斑は，前回治療後の炎症やPIHが強く残っている状態で治療を強行した場合に生じやすい傾向がある．炎症やPIHが十分消退してから治療を行うことが重要であるといえる．

II ピコ秒レーザーによる刺青治療
6. 症例集

筆者がピコ秒レーザーで治療した刺青の症例を8例提示する．治療結果だけでなく，その経過と「考え方」について，参考にしてほしい．

症例1 42歳，女性 腰部の黒色刺青（図1）

まだピコ秒レーザーを導入する以前の症例のため，ナノ秒QスイッチルビーレーザーRuby（nano-Ruby）治療を3回施行した（図2）．刺青の色調は薄くなっているものの，まださらに5～10回の治療が必要な様相である．ところが，ここで筆者はピコ秒アレキサンドライトレーザー（pico-Alex）を導入したので，そちらに切り替えて治療を行うことにした．pico-Alex 2回治療後（図3），改善度は著しい．さらに，pico-Alex治療を2回追加（結果としてnano-Ruby 3回＋pico-Alex 4回），最後の治療前（図4）である．刺青の患者は通常，刺青が完全に除去されるともう来院しないので，いつも完成の一歩手前の写真しか取れないことが残念である．

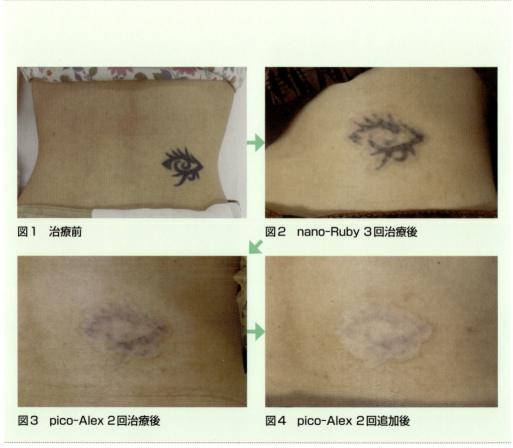

図1　治療前

図2　nano-Ruby 3回治療後

図3　pico-Alex 2回治療後

図4　pico-Alex 2回追加後

症例2　33歳，男性　胸部の黒色刺青（図1）

　まだピコ秒レーザーを導入する以前の症例のため，ナノ秒QスイッチNd:YAGレーザー1,064 nm（nano-Nd:YAG1064）で3クール治療した（図2）．刺青色素はおおむね除去されているが全体的に色素が薄く残存し，ところどころそれとわかる刺青色素のかたまりもあり，まだ完成とはいえない状態である．治療を重ねていけばいずれは完全に取れるであろうが，あと何回治療が必要か，難しいところである．ここで筆者はpico-Alexを導入したため，そちらに切り替えて1クール治療後（図3），刺青があったとはまったくわからないほどの状態に至った．本症例からわかることは，ピコ秒レーザーは，仕上げ段階にとくに強いということである．

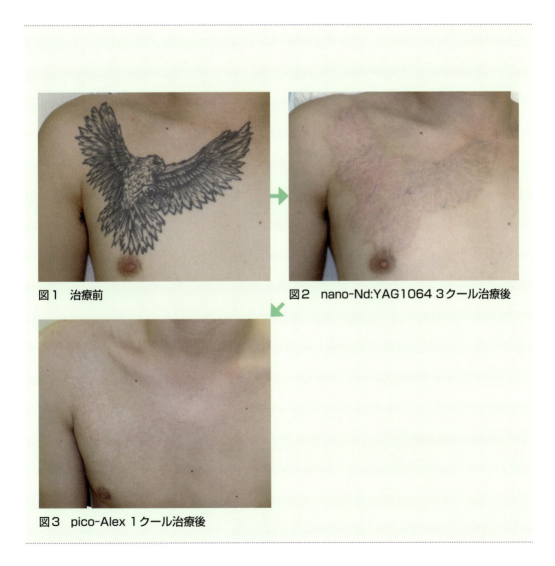

図1　治療前

図2　nano-Nd:YAG1064 3クール治療後

図3　pico-Alex 1クール治療後

症例3　28歳，男性　前腕部黒色刺青（図1）

　黒色単色の刺青であるが，一部濃いところが見られるため，完全に除去するのに苦労しそうな症例である．pico-Alex 導入後数ヵ月の症例であり，最初から pico-Alex を使用することにした．

　550 ps，φ2.3 mm，3.97 J/cm² で1回治療後（図2），当初の予想通り，薄い部分はかなり取れているのが実感できるが，濃いところの改善度が低い．

　さらに2回目を 4.76 J/cm² で治療後（図3），取れている部分が増えているが，相変わらず残っているところは黒い．

　3回目を 4.76 J/cm² で治療後（図4），残っているところも薄くなってきた．

　4回治療後（図5），完全に取れているところが増えてきた．

　さらにもう1回治療し，合計5回の治療でおおむね取れたといえる（図6）．あとはPIHが十分取れるのを待って，刺青色素が残っているところのみ仕上げ治療を行う予定である．

　この症例から学んだことは，ピコ秒レーザーはナノ秒Qスイッチレーザーよりは早く治療が進むが，それでも濃い部分は初めはなかなか白くならない，逆に色が薄くなり始めれば，あと数回で完全除去にもっていけるということである．

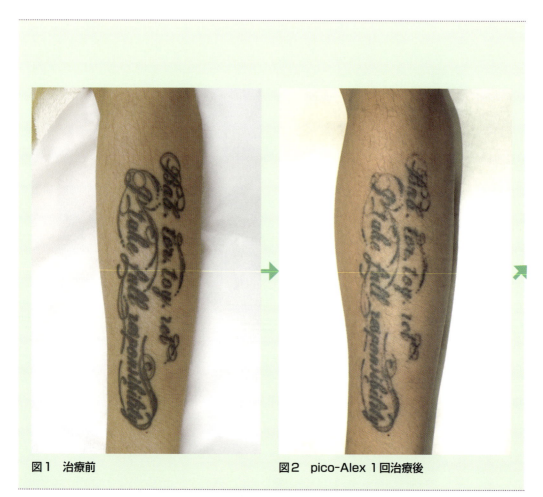

図1　治療前　　　　　　　　　　　　　図2　pico-Alex 1回治療後

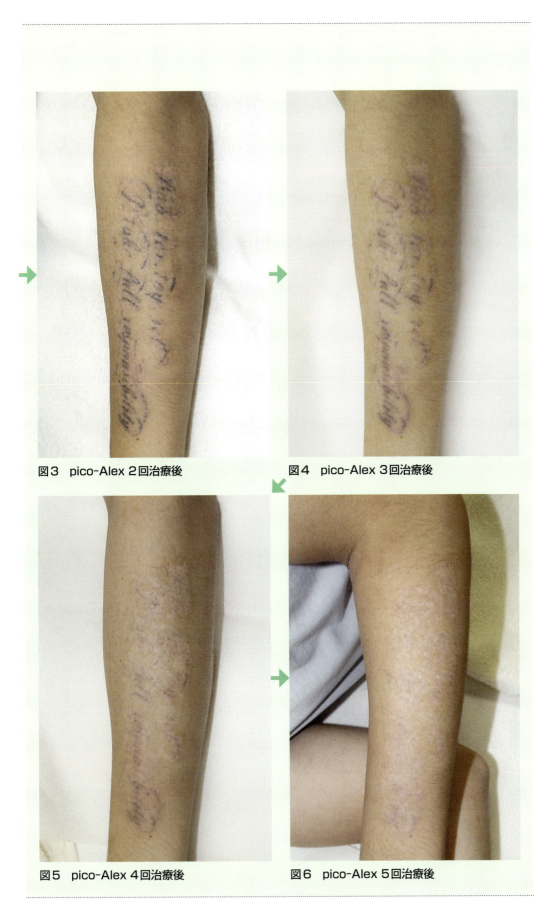

図3　pico-Alex 2回治療後

図4　pico-Alex 3回治療後

図5　pico-Alex 4回治療後

図6　pico-Alex 5回治療後

症例4　23歳，女性　胸部・背部黒色刺青（図1）

　一部濃いところがあるが，全体としてそれほど濃くないので比較的少ない回数で仕上がりそうである．女性の胸背部であり，肌の色も白いため条件も良い．刺青による瘢痕もまったくできていない症例なので，完璧に仕上げて当然の症例である．この頃から筆者はpico-Nd:YAG（PicoWay®）を導入して，黒色刺青にはこちらをメインに使い始めたところであった．

　pico-Nd:YAG1064で，胸部はφ5 mm，2.0 J/cm^2，450 ps，背部はφ4 mm，3.2 J/cm^2，450 psの条件で1回治療2ヵ月後（図2），すでに半分以上の色素が除去できているのが実感できる．

　通常2回目の治療は1回目よりもかなりフルエンスを上げるのだが，今回は無理せずに，1回目と同じ条件で2回目の治療を行って2ヵ月後，ほとんどの色素は除去された（図3）．あとは十分に時間をおいてPIHが消退するのを待って，残った色素の部分に仕上げ治療を行えば良い．

　この症例から学ぶべきことは，条件の良い症例はまったく瘢痕化させずに完全治癒させること，そのためには無理せずに必要十分な出力でレーザーを丁寧に当てることに尽きる．

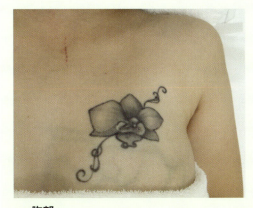
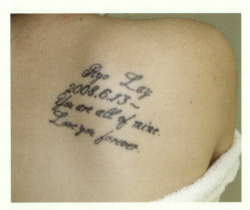

a. 胸部　　　　　　　　　　　　　　　　b. 背部

図1　治療前

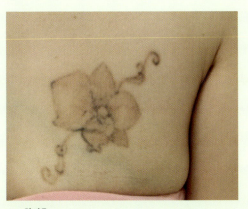
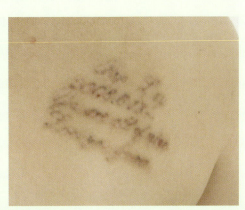

a. 胸部　　　　　　　　　　　　　　　　b. 背部

図2　pico-Nd:YAG 1回治療2ヵ月後

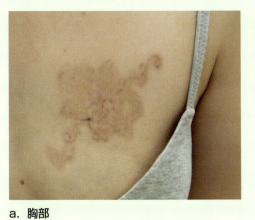
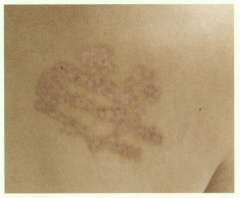

a. 胸部　　　　　　　　　　　　　　　　b. 背部

図3　pico-Nd:YAG 2回治療2ヵ月後

症例5 55歳，男性 背部広範囲の刺青（図1）

　制作途中で止めたらしく，色が入っているところと入っていないところがある．何十年も経っているため，色がくすんできているが，数種類の色が用いられている．黒はそれほど濃くないので普通の難易度である．左の4つの花に赤が用いられているが，1回目の治療で黒色変化するかどうかが問題である．上部中央の花とみられるものが茶色く見えるが，変色するかどうか，どう取れていくか，その辺りが焦点である．男性で肌色が浅黒いので条件はやや悪い．本人の除去意志は強く，治療には協力的である．ピコ秒レーザー導入前の症例であり，ナノ秒QスイッチNd:YAGレーザーを用いることにした．赤い部分にはnano-Nd:YAG532を，その他にはnano-Nd:YAG1064を用いることにした．

　早く治療を進行させたいということなので，全体を上下左右に4分割して無麻酔で2～3週ごとに治療することにした．全体を4クール治療して2ヵ月（図2），黒色刺青はかなり取れているが，いくつか問題がある．1,064 nmを用いて控えめの出力で照射しているのだが，PIHが強い．中央部分の茶色の部分はnano-Nd:YAG532を併用してかなり取れたが，白斑が生じてしまっている．この程度なら回復するだろうが，今後は無理できない．何よりも最大の問題は，赤色色素が入っていたところ（花4つだけでなく，中央と右殿部の斑状のところも）が黒色変化している点である．赤が黒色変化した刺青は通常の黒色刺青よりも数倍の回数がかかるものである．色素の量でいえばここまでに7～8割は取れているのだが，治療回数という面からいえば，あと何回かかるかとてもわからない状態である．

　さて，ちょうどこの時期に筆者はpico-Alex（PicoSure®）を導入したので，機械を切り替えることにした．755 nm，750 ps，φ2.5～2.2 mm，4.07～5.26 J/cm^{2}の条件で治療を続行した．pico-Alex 2クール照射後（図3），難しいと考えられた赤色刺青黒色変化部も半分以下の色調になり，通常の黒色刺青はほぼ完全に除去できた．あとは例によって治療間隔を十分延長してPIHの消退を待ちながら，残存刺青に対する仕上げ治療を行うことになる（図4）．

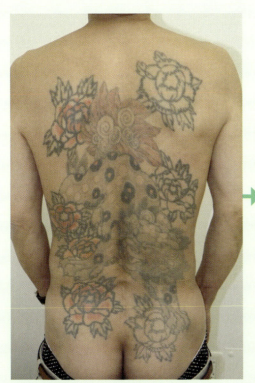

図1 治療前

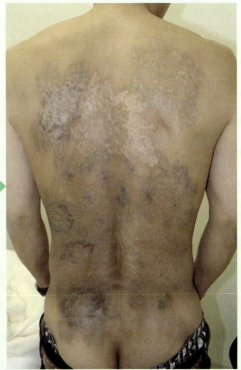

図2 4クール治療2ヵ月後

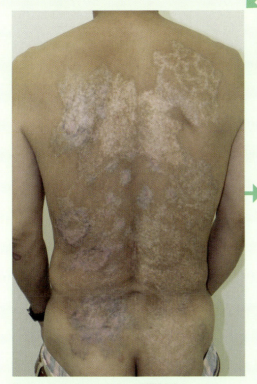

図3 pico-Alex 2クール照射後

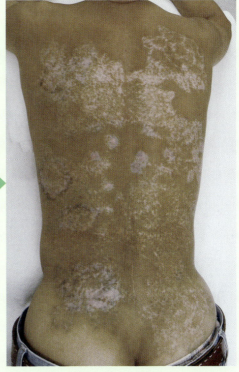

図4 今後,残存刺青に対する仕上げ治療を行う

症例6　28歳，女性　背部多色刺青（図1）

　多色刺青に対する考え方を学ぶと同時に，ピコ秒レーザーの威力を味わっていただきたい．この症例は，ピコ秒レーザー導入前に治療開始した症例である．まず，術前の分析である．一見して色鮮やかな刺青である．当然難易度は高い．黒の入っている面積は少ないが，濃いので回数がかかりそうである．赤のインクはnano-Nd:YAG532で攻めるが，黒色変化すると厄介である．緑はnano-Rubyを繰り返せば何とかなるだろう．黄色は難しいがそれぞれ小さいので，最悪の場合は切除可能な大きさである．青が最大の難関だが，幸いにも色が薄いので，nano-Ruby，nano-Nd:YAG1064などをいろいろ当ててみて，効きそうなものを繰り返せば何とかなるのではないかと判断した．

　上記の方針で照射すること3クール（図2），幸いにも赤色刺青はnano-Nd:YAG532に良好に反応して，黒色変化することもなくおおむね完全に除去できた．黒色刺青は薄いところはかなり取れたが，中央の濃い2群がまだまだ先が見えない状態である．緑は何とかなりそうだが，青はまだ半分も取れていない．黄色の刺青はほとんどまったく変わっていない．

　ここで筆者はpico-Alex（PicoSure®）を導入したのでそれを用いて1クール治療した（図3）．青色刺青が目覚ましく取れているのが実感される．あと数回当てれば完全除去できそうである．取れにくかった黒色刺青の2群もかなり改善している．先が見えてきた感じである．ただし，黄色刺青は依然としてまったく取れていない点に注目していただきたい．

　筆者はこの時点でpico-Nd:YAG（PicoWay®）も導入した．そこでここからの治療は青と緑にpico-Alexを，わずかに残った赤と黄色にpico-Nd:YAG532を，黒にはpico-Nd:YAG1064を照射することにした．1クール治療後（図4），目覚ましい改善である．あれほど取れなかった黄色が完全に取れていることに注目していただきたい．

　さらに1クール治療後（図5），略治と判断した．あとは十分時間をあけてPIHが消退するのを待って，最後の仕上げをすれば良い．

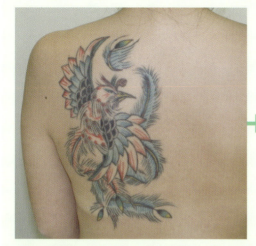

図1 治療前

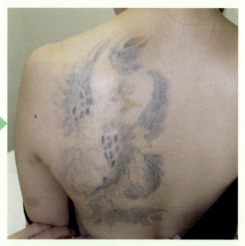

図2 3クール治療後

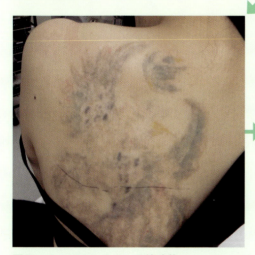

図3 pico-Alex 1クール治療後

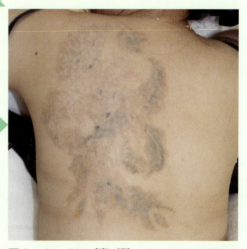

図4 pico-Alex(青・緑), pico-Nd:YAG532(赤・黄), pico-Nd:YAG1064(黒), 1クール治療後

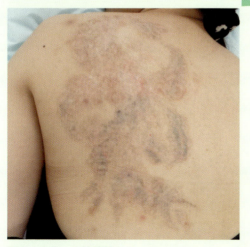

図5 6クール治療後

症例7　38歳，女性　上腕部多色刺青（図1）

　すでに某病院で4回レーザー治療を受けたがあまり取れていないということで，紹介されて来院した．ここでの筆者の判断は以下の通り．赤はpico-Nd:YAG532があれば大丈夫．緑はpico-Alexがあればすぐ取れるだろう．黒が濃いので少し苦労しそうだが，それでもpico-Nd:YAG1064（またはpico-Alex）で何回か当てれば取れるだろう．「根気よく治療してください．必ず完全に取れますよ」と言うと，患者は非常に喜んだ．あとは淡々と治療するだけである．

　初回治療は，赤にpico-Nd:YAG532（375 ps，φ4 mm，1.6 J/cm^2），緑と黒にpico-Alex（750 ps，φ2.4 mm，4.42 J/cm^2）で照射した．治療2ヵ月後（図2），PIHがやや強いが，全体的改善は著明である．

　そこで，同条件で2回目治療を施行した．治療2ヵ月後（図3），赤と緑は略治と言ってよい．黒色刺青はまだまだだが，範囲は減ってきている．こうした濃い黒色刺青は治療ごとに「薄くならずに」「範囲を減ずる」ことが多い．

　ここで赤と緑は保留にして，あと2回，黒のみpico-Alexで治療した．治療2ヵ月後（図4），黒色刺青はさらに範囲を減じている．保留にしていた赤と緑の部分はPIHが薄くなって残る色素が少し見えてきた．仕上げ照射をしてもよいが，ここからは何回もかからないだろうし，急ぐ必要はない．

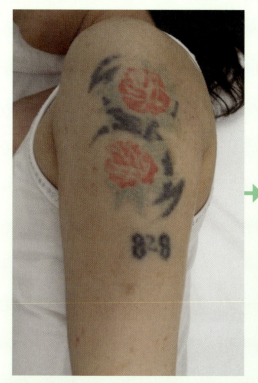

図1 治療前

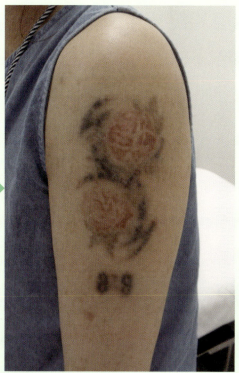

図2 初回治療2ヵ月後

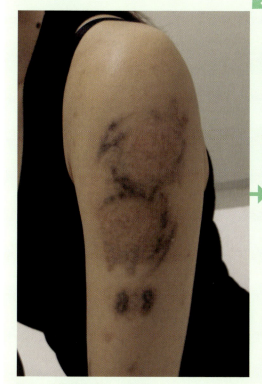

図3 2回目治療2ヵ月後

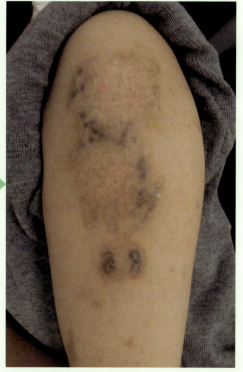

図4 4回目治療2ヵ月後

症例8　33歳，女性　上腕部多色刺青（図1）

　数えただけでも，黒・紫・青・赤・オレンジ・黄・桃・茶・水色と，9種類もの色が使われている．それぞれが難しいだろうし変色のリスクもある．ピコ秒レーザー導入前であればおそらく引き受けなかったであろう症例である．こういう症例は治療完了までの具体的な回数は言わない方がいいのだが，「10回までに何とか」などと引き受けてしまったのは筆者の悪い癖である．もちろん非常に難しくなればその部分を切除する可能性は説明している．こういう「にぎやかな」刺青は，ある色が取れなくなってもその部分が小さいので切除しやすいという利点もある．もちろん，内心ではレーザーだけで取りきるつもりであるが，それは患者に言ってはいけない．

　ともかく導入したばかりのpico-Alex（750 ps, 2.83 J/cm^2）で全体を1回治療した．治療後2ヵ月（図2），インクの10分の1以上は取れているだろうと判断した．妙な変色をきたしている所がない点が，ありがたい．赤の取れが悪いのがアレキサンドライト（755 nm）の宿命だが，それでも薄くなっているのが確認できたのがうれしい．

　同条件で2回目のpico-Alex照射を施行した．照射後2ヵ月（図3），紫と青は8割方消えてしまっている．順調な経過である．

　さらに同条件で3回目のpico-Alex照射後2ヵ月（図4），刺青は薄くなってきている．

　再び同条件で4回目のpico-Alex照射後2ヵ月（図5），毎回薄くなってきているのだが，ちょっとおかしい．1回の治療ごとの変化（減少量）が少なくなってきているような気がした．

　5回目のpico-Alex照射後2ヵ月（図6），この傾向は著明になっている．「難しい色素」が残ってきているので，毎回の「取れ」が少なくなってきたということである．

　ここで筆者はちょうどpico-Nd:YAG（PicoWay®）を導入したので，赤と黄色の刺青に用いることにした．赤・桃・黄の部分にpico-Nd:YAG532（375 ps, φ3 mm, 2.8 J/cm^2）を照射し，残りの黒・青系の部分にはpico-Nd:YAG1064（450 ps, φ4 mm, 3.2 J/cm^2）を照射した（図7）．治療5ヵ月後（図8），筆者の期待は裏切られることなく，かなりの改善が得られた．あとは少し治療間隔を延ばしながら，PIHが薄くなったところで適切なレーザーを当てれば良い．通算治療回数7回，仕上げの段階に入った（図9）．何とか目標の10回に間に合いそうである．

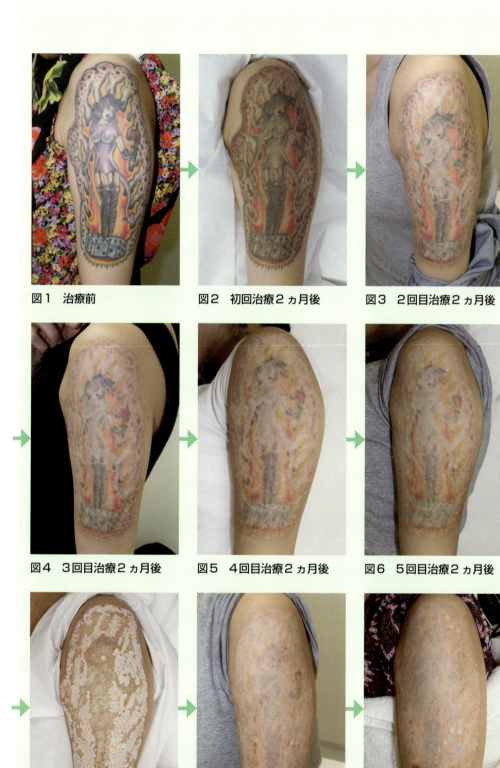

図1 治療前
図2 初回治療2ヵ月後
図3 2回目治療2ヵ月後
図4 3回目治療2ヵ月後
図5 4回目治療2ヵ月後
図6 5回目治療2ヵ月後
図7 6回目治療直後
図8 6回目治療5ヵ月後
図9 7回目治療後

II ピコ秒レーザーによる刺青治療
7. 外傷性刺青

◎ポイント
・ピコ秒レーザーは外傷性刺青に対して有効である．ナノ秒Qスイッチレーザーと同等以上の効果が期待できるが，現在のところ保険適応はない．
・外傷性色素沈着に当ててはいけない．

ピコ秒レーザーによる外傷性刺青の適応

　外傷性刺青はピコ秒レーザー治療の良い適応である．筆者は通常の刺青と同様に，ナノ秒Qスイッチレーザーよりよく（少ない回数で）取れると実感している．もちろん，刺青粒子の色や成分によっては非常に取れにくい可能性もあり，注意が必要だが，全般的には非常によく取れると感じている．多くの場合，外傷性刺青はすり傷であるから，外傷性色素沈着を合併している．外傷性色素沈着は時間の経過とともに必ず消退してくるので，それを待ってからピコ秒レーザー治療を行った方が良い．外傷性色素沈着が残っている間にレーザー治療を行うと，その分反応が強く出て創傷治療に支障が出たり新たな色素沈着の原因になったりする危険がある．もちろん，総治療期間を短縮するために，わずかに色素沈着が残る状態でピコ秒レーザーを照射するのは構わない．外傷性色素沈着の消退を早めるためにピコ秒レーザーを低フルエンスで照射すると良いという説があるが，レーザートーニング［低フルエンスQスイッチNd:YAGレーザー治療（laser toning：LT）］と同様に，効果がないばかりでなく危険である（コメント⑥参照）．外傷性刺青には瘢痕を合併している場合が多いが，この瘢痕はレーザーでは取れずに残ることを説明しておく必要がある．外傷性刺青に隠れて目立たなかった瘢痕が，治療後に目立つようになって「レーザーのせいで瘢痕ができた」と誤解されると，トラブルの原因となる．

照射方法

　照射方法は普通の刺青と同様である．局所麻酔下に弱め（1.5～2 J/cm^2）から始めて，フルエンスを少しずつ上げながら2～3 pass照射して，組織がはじけ飛んだり大出血する直前で（ホワイトニングが十分出てわずかに血がにじむ程度で）止める．術後10～14日間，ワセリン軟膏療法を励行させる．シャワー浴は許可するが，水泳・運動は禁止する．創傷が上皮化した時点で外傷性刺青が減少しているのが観察される．残った場合は2～3ヵ月間隔をあけて，同様の治療を繰り返す．2回目以降は，照射フルエンスを少し上げると効果的である．

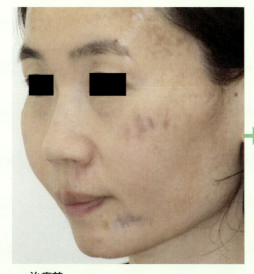
a. 治療前

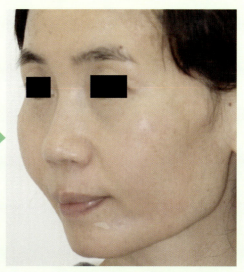
b. pico-Nd:YAG1064 1回治療4ヵ月後

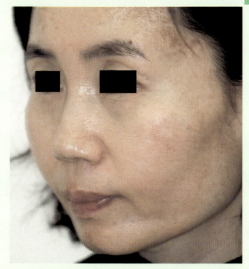
c. pico-Nd:YAG1064 2回治療6ヵ月後

図1 ＜症例1＞外傷性刺青（頬骨部・下顎部・上口唇）（47歳，女性）

実際の治療手順

＜症例1＞47歳，女性，歩行中転倒して受傷．頬骨部，下顎部，上口唇に外傷性刺青を認める．受傷後2ヵ月（図1a），pico-Nd:YAG1064，3.2 J/cm^{2}で治療，4ヵ月後にはかなりの改善を得た（図1b）．残る頬骨部・下顎部の外傷性刺青に同様にpico-Nd:YAG1064，3.2 J/cm^{2}で再度治療を行い，6ヵ月後略治に至った（図1c）．

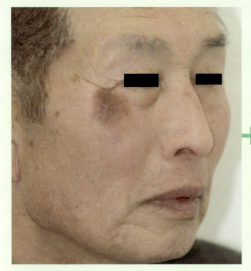
a. 受傷後2ヵ月

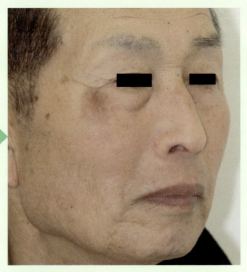
b. 受傷後5ヵ月

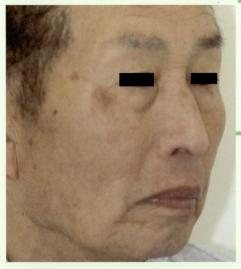
c. 受傷後12ヵ月, 外傷性刺青が見えるのでpico-Alex治療を施行した

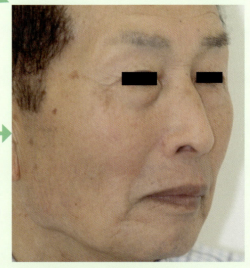
d. 治療後5ヵ月, 略治に至った

図2 ＜症例2＞外傷性刺青・外傷性色素沈着（頬骨部）（71歳, 男性）

＜症例2＞71歳, 男性, 歩行中転倒して受傷. 受傷後2ヵ月, 頬骨部に外傷性刺青および外傷性色素沈着を認める（図2a）. 外傷性色素沈着が強いため, 何も治療を加えず消退を待つことにした. 受傷後5ヵ月, 外傷性色素沈着が薄くなってきているのがわかる（図2b）. 受傷後12ヵ月, 外傷性色素沈着はかなり薄くなり外傷性刺青が見えてきた（図2c）ので, pico-Alex（PicoSure®）, 5.26 J/cm² で治療を加えた. 治療後5ヵ月（図2d）, 略治に至った.

外傷性刺青に対するレーザー治療のポイント

・瘢痕の赤みや外傷性色素沈着が十分に落ち着いてからレーザー治療を行うこと．
・外傷性刺青の色素の量は症例により千差万別である．色素の少ない(薄い)例では高フルエンスで照射しないと取れないが，色素の多い(濃い)例ではかなり低フルエンスにしないと反応が強く出すぎて危険である．低めのフルエンスから反応を確かめながら上げていくこと．
・レーザー後の赤みなどが消退しないと効果判定はできない．2～3ヵ月経ってからよく観察して再治療の要否を判定する．
・慎重に治療を繰り返せば，ほとんどの症例は完全除去可能である．

コメント⑥　外傷性色素沈着は肝斑と同じでレーザー禁忌である

　外傷性色素沈着をレーザーで除去しようとする試みは必ず失敗する．それはピコ秒レーザーでも同じである．そもそも，外傷性色素沈着は一種の炎症後色素沈着(PIH)であり，外傷とその治癒過程で生じた炎症に対する生体反応である．PIHの色素をレーザーで除去することは理論的には可能だが，除去した結果，その外傷に対してもう一度色素沈着が生じるので，結局色素沈着は再発する．結果的には治癒を遅らせる結果にしかならない．

　一時期肝斑に対するレーザートーニング[低フルエンスQスイッチNd:YAGレーザー治療(LT)]が大流行したが，一時的な色素減少効果しかないばかりでなく，重大な副作用が頻発することが問題となった．LTはPIHにも効果があるという説もあったが，効く理由がない．肝斑もPIHも，皮膚の炎症に対する色素産生の異常なのに外からレーザーを当てても根本的には何も変わらないのは自明の理だろう．炎症を治めて色素の減少を待つしかないのである．ピコ秒レーザーを低フルエンスで当てる方法を「ピコトーニング」と称して，肝斑やPIHの治療として流行させようとする動きがあるが，非常に危険である．LTと同様，一時的色素減弱効果しかないばかりでなく，白斑形成などの重大な副作用が出る可能性がある．

II ピコ秒レーザーによる刺青治療
8. アートメイクの除去

> ◎ポイント
> ・ピコ秒レーザーは化粧刺青(アートメイク)の除去に有効だが,色素の変色の可能性があるので十分慎重に治療を計画する必要がある.

アートメイクとは

　眉墨やアイラインを毎日描くのが面倒だ,あるいは汗をかいても水泳をしても落ちない方が良いという理由で,刺青を入れる場合がある.口唇を厚く見せる目的で赤の刺青を皮膚部分にまで広めに入れる場合がある.シミやアザを隠す目的で肌色の刺青を入れる場合もある.国際的にはこれらをcosmetic tattoo(化粧刺青)と呼ぶが,わが国では,おそらくエステ業者が命名したのだろうが,「アートメイク」という呼称が使われることが多い.

アートメイク除去の注意点

(1)刺青色素の変色

　基本的には刺青であるから,ナノ秒Qスイッチレーザーやピコ秒レーザーを用いれば除去することができる.ところが,アートメイクは美容的に非常に目立つ部位に入れられていて,しかも多彩な色が用いられているために,「刺青色素の変色」の問題が重要になってくる.白系の色素にしばしば含まれているチタン(Ti)は,レーザーにより濃緑色に変色する.また,赤系の色素によく含まれる鉄(Fe)は黒色に変色する.変色した色素はその色の刺青として繰り返し治療すれば除去可能だが,一般的にかなりの回数がかかるので,完全除去できるまでの期間を患者が耐えられないことが多い.治療に踏み切るためには十分すぎる注意と配慮が必要である.

(2)テスト照射の考え方

　まず,念入りな視診と問診で何色の色素が用いられているかを見極める必要がある.アートメイクはいろいろな色が混合して用いられることが多い.「修正をした」場合にはTiが用いられている可能性が高い.患者が「修正していない」と言っても,忘れていることもあり,まったく当てにならない.まず,変色しても切除できる小範囲のテスト治療を行う.そこで変色が起こった場合には,レーザー照射を繰り返してそれを除去しようと考えずに変色部分を切除した方が良い.その理由は以下の通り.一部分のテスト照射で変色が起こったということは,必ず変色部分と未照射部分の間に境界部分ができる(図1).次回に変色部分をさらにレーザー照射してそれを除去しようとした場合には必ず境界部分にレーザーが当たることになる.すると,その境界部分は初めてレーザー照射されるわけで,テスト照射時と同じ変色をきたすと考えた方が良い.3回目以降も同様である.つまり,一部分のテスト照射で変色をきたした場合には,全範囲を一度変色さ

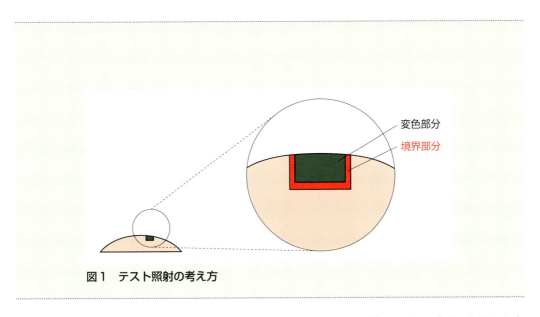

図1　テスト照射の考え方

せてから薄くしていく以外にないということになる．それならば範囲が小さいうちに切除した方が良いということになる．

　一部分のテスト照射が成功して変色なく薄くなったとしても，全範囲が安全だとは限らない．アートメイクは場所によって異なる色が入れられていることも多いからである．常に「変色したら切除できる範囲」に限定してレーザー照射すべきである．

(3)ピコ秒レーザーも変色の問題には配慮が必要

　ピコ秒レーザーは，ナノ秒Qスイッチレーザーに比べてphoto-mechanicalな反応が大きくなるので，色素依存性がなくなり刺青の変色が起こりにくいといわれる．筆者の経験でも確かにその傾向はある．nano-Nd:YAGで変色してしまいそのままになっていた症例が，pico-Alexできれいに除去できた症例もある．しかし，ピコ秒レーザーで初回テスト治療を行い変色した症例もあることから考えると，ピコ秒レーザーでもアートメイクの変色の問題には十分に配慮しなければいけない点は変わっていないといえる．

アイラインアートメイク除去の手順

アイラインに入れたアートメイク(化粧刺青)のうち,下眼瞼の部分の除去を希望した(図2).
本症例の場合,単純な黒色刺青であるから変色の可能性は少ないが,特殊染料が使われていて思わぬ反応を起こす可能性も考えておかなければならない.眼球保護のコンタクトシールドの使用は必須である(図3).点眼麻酔薬(ベノキシール®)と特殊コンタクトレンズ角膜装着補助薬(スコピゾル®)を入れてからコンタクトシールドを挿入する(図4).1%エピレナミン入りキシロカイン®を局注してからレーザー照射を施行した.本症例の照射条件は以下の通り.pico-Nd:YAG1064(PicoWay®)ϕ5 mm,2 J/cm^{2}で2 pass,その後ϕ4 mm,3.2 J/cm^{2}で1 pass照射.照射直後,白色化と点状出血を認める(図5).1日3回,眼軟膏の塗布を指示,洗顔は許可した.7日後(図6),上皮化は完了した.一部睫毛が脱落し,また一部白色化しているが,この程度の損傷であればほとんど回復するだろう.本症例のアートメイクは,1回の照射で完全除去できたが,色の濃いものや特殊染料が用いられている場合には数回以上の治療が必要となる.その場合,十分な間隔(1ヵ月以上)をあけて,損傷の回復を待って次の治療を行うことが重要である.

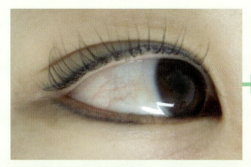

図2 アイライン化粧刺青(アートメイク)治療前

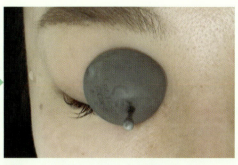

図3 コンタクトシールドを用いる

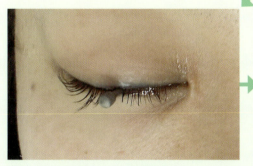

図4 コンタクトシールド挿入後

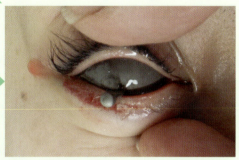

図5 レーザー照射直後,点状出血を認める

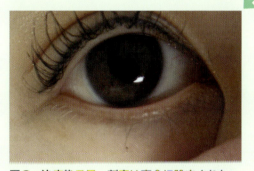

図6 治療後7日,刺青は完全に除去された

コラム③　口唇アートメイクに苦労した例

　口唇を魅力的に見せる目的で，赤色アートメイクを入れる場合がある．これを取ってくれと言われた場合はなかなか厄介である．赤の刺青であるから532 nmのpico-Nd:YAG532またはnano-Nd:YAG532が有効であるはずだが，赤色刺青には黒色変化するものがある点を忘れてはならない．

　38歳の女性が筆者のもとに，口唇アートメイクを除去してほしいとやってきた(図1)．上下口唇赤唇部全体と，口唇を厚く魅せる目的であろうか，皮膚の部分にまで広げて，鮮やかなピンクの化粧刺青が入っている．ややオレンジがかった赤なので，pico-Nd:YAG532で薄くできる可能性が高い(黒色変化するFeを用いた赤色刺青はオレンジでなく深紅に見えることが多い)．しかし，口唇のアートメイクは油断できない．変色をきたすと手が付けられなくなる可能性が高いからである．よく観察してみると，下口唇の赤唇縁の一部に，修正の目的で皮膚の側に白色の刺青が入っている部分が発見された．白色刺青は濃緑色に変色する場合があり，厄介である．最悪の場合，それを切除しなくてはいけなくなる可能性がある．

　まず，白色刺青の部分をテスト照射することにした．いつでもその分を切除して撤退できる大きさに限定してテスト照射することが大切である．右下の部分をpico-Nd:YAG532でテスト照射して3週後(図2)，恐れていた通り白色刺青は緑に変色した．ここで変色部分を切除して撤退することも考えたが，患者の除去したい意志も強い．筆者としては肉眼的に白色が入っている部分はそれほど大きくないので，最悪の場合，全部切除することも可能と判断し，黒くなった部分をpico-Nd:YAG1064でどれくらい取れるかやってみることにした．

　翌週の所見では，予想通り緑色変化の範囲は広がってしまったが，中央部はかなり薄くなっているのが観察された(図3)．つまり，白色刺青はいったん変色するが，数回のpico-Nd:YAG1064で除去可能であるというメドがついたわけである．しかし，次に赤の刺青全体が，うまく取れるかという問題がある．まず，赤唇全体に入っている赤の刺青はどう反応するか試す意味で，こちらも変色したら切除できるように3 mmスポットで，1ショットのみpico-Nd:YAG532を当ててみることにした．1週間後の所見で赤色刺青はかなりきれいに除去され，変色もなかった．

　ここまでの結果から，①赤色刺青はpico-Nd:YAG532で除去できる可能性が高い，②白色刺青はいったん緑色変化するが，それはpico-Nd:YAG1064で数回治療すれば除去できる可能性が高い，と考えられた．念には念を入れて，もう1回，黒色変化部に対するpico-Nd:YAG1064のテスト照射をして，さらに薄くなることを確かめた．もう一つ，上口唇白唇部(皮膚)に入れられた色素を確かめるために，口角に近い上口唇白唇縁の赤色刺青にpico-Nd:YAG532を照射して薄くなることを確かめた．そこで，満を持して，口唇刺青の赤いところ全体にpico-Nd:YAG532を照射した(図4，5)．ところが，1ヵ月後，赤色刺青はかなり取れているものの，上口唇縁を中心に黒色変化が散在しているのが観察された(図6)．筆者は血の気が引いた．これだけ慎重にやってきたのに大問題発生である．患者に改めてよく話を聞くと，今の刺青を入れる10年以上前に上口唇縁を中心に赤褐色の刺青を入れていたが，忘れていたので話さなかったという．今さら遅いのだが，黒色変化の理由がわかった．新しい赤色刺青はFe系ではなくHg系のため黒色変化しなかったのだが，古い赤

色刺青はFe系だったため黒色変化したということであろう.

さて,もう後戻りはできないので前に進むしかない.残る赤色刺青はpico-Nd:YAG532で完全に取る.さらに黒色変化が増える可能性もあるが,黒色変化するものは黒色変化させきってからpico-Nd:YAG1064で除去するしかない.まず,黒色変化が目立つので1回,pico-Nd:YAG1064で全体を治療した.全体の黒色は減じているが,下口唇縁の黒色変化は増えている(図7).

次にpico-Nd:YAG532で残る赤色刺青を狙って照射した.赤色刺青はかなり除去され,さすがにもう黒色変化は増加していない(図8).次はpico-Nd:YAG1064で黒変部分を狙って照射した.黒変部分は減少した(図9).ここからは拡大鏡でよく見ながら赤色色素の残りにpico-Nd:YAG532を,黒変部分にpico-Nd:YAG1064を照射する.これを繰り返し,だんだん正常に近づけることができた(図10〜13).最終的には全体治療1回後,追加照射8回をもって,何とか肉眼的に色素のない状態が得られた(図14).何とかここまで来ることができて,筆者も胸をなでおろすことができた.とにかく口唇の赤色刺青は何が起こるかわからないし,非常に大変だということを理解したうえで取り組んでいただきたい.

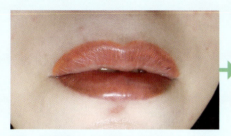

図1　治療前

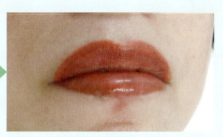

図2　テスト照射3週間後

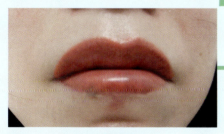

図3　テスト照射4週間後

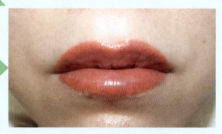

図4　pico-Nd:YAG532照射前

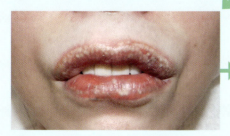

図5　pico-Nd:YAG532照射直後

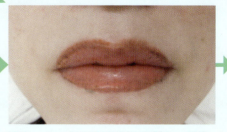

図6　pico-Nd:YAG532照射1ヵ月後

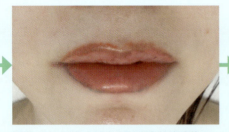

図7　pico-Nd:YAG1064全体治療後

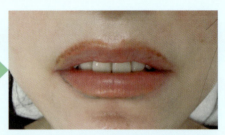

図8　pico-Nd:YAG532を赤色刺青に照射

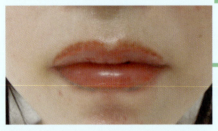

図9　pico-Nd:YAG1064を黒変部分に照射

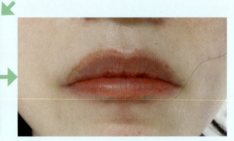

図10　pico-Nd:YAG532（赤色色素），pico-Nd:YAG1064（黒変部分）照射の繰り返し

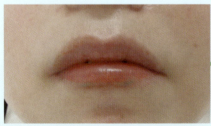

図11　pico-Nd:YAG532（赤色色素），pico-Nd:YAG1064（黒変部分）照射の繰り返し

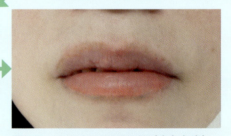

図12　pico-Nd:YAG532（赤色色素），pico-Nd:YAG1064（黒変部分）照射の繰り返し

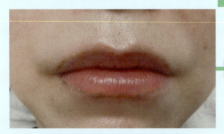

図13　pico-Nd:YAG532（赤色色素），pico-Nd:YAG1064（黒変部分）照射の繰り返し

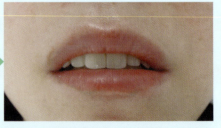

図14　全体治療1回，追加照射8回治療後

III ピコ秒レーザーによるシミ・アザ治療

1. 老人性色素斑・ADM
2. 太田母斑
3. 異所性蒙古斑
4. 先天性色素性母斑

III ピコ秒レーザーによるシミ・アザ治療
1. 老人性色素斑・ADM

◎ポイント
・ピコ秒レーザーは老人性色素斑，後天性真皮メラノサイトーシス（ADM）に有効である．
・ナノ秒Qスイッチレーザーと同様の治療が可能である．

ピコ秒レーザーによるダウンタイムありのシミ治療

　ピコ秒レーザー（pico-Alex, pico-Nd:YAG）は，これまでのナノ秒Qスイッチレーザー（nano-Ruby, nano-Alex, nano-Nd:YAG）と同じく，超短パルスレーザーであり，照射時間幅がメラノソームの熱緩和時間より短いため，表皮・真皮のメラノソームを持つ細胞（メラノサイト，ケラチノサイトなど）を選択的に破壊することができる．すなわち，ナノ秒Qスイッチレーザーの適応疾患は，すべてピコ秒レーザーの適応になり得ると考えてよい．今後は，ピコ秒レーザーがナノ秒Qスイッチレーザーより有効性において上回るかどうかが話題の中心となろう．今後の研究が楽しみである．

　さて，本章では，ピコ秒レーザーによる「ダウンタイムあり」のシミ治療について概説する．レーザー治療には，①テープを貼ってもよい（ダウンタイムあり）からできるだけ1回の治療で完全にシミを取る方法と，②1回の治療で少ししか薄くならなくてもよいからテープを貼らないで済む（ダウンタイムなし）方法という2つの流れがある．本章では①について述べる．②については次章，「Ⅳ．ピコ秒レーザーによる美容皮膚治療（ノーダウンタイム）」を参照されたい．

ピコ秒レーザーのメカニズムと適応

　まず，各種シミとそれがレーザーで治療できるメカニズムを復習しよう．ピコ秒レーザーはメラノソームを破壊するが，シミの種類によってどの細胞のメラノソームが増えているのかは若干異なる（表1）．

表1　各種シミとレーザー治療の標的

各種シミ	標的
老人性色素斑	異常ケラチノサイト内のメラノソーム
雀卵斑	ケラチノサイト内のメラノソーム
後天性真皮メラノサイトーシス（ADM）	真皮メラノサイト内のメラノソーム
肝斑	レーザー禁忌
炎症後色素沈着（PIH）	レーザー禁忌

表皮病変(老人性色素斑)にはpico-Alexまたはpico-Nd:YAG532を用いる．真皮病変(ADM)にはpico-Alexまたはpico-Nd:YAG1064を用いるとよい．厚みのある病変は炭酸ガスレーザーまたはEr:YAGレーザーで削る必要がある．

(1)老人性色素斑
老人性色素斑の場合は，異常ケラチノサイトに蓄積されたメラノサイトが破壊されることで，結果的に異常ケラチノサイトが死に，シミが除去される．

(2)雀卵斑
雀卵斑の場合は，正常ケラチノサイトのうち過剰にメラノソームを持ったケラチノサイトが死ぬため，雀卵斑が消える．

(3)後天性真皮メラノサイトーシス(ADM)
ADMの場合は，異常活性化した，メラノソームが多い真皮メラノサイトが死ぬため，ADMが治癒する．

(4)肝斑・炎症性色素沈着(PIH)
レーザーは禁忌である．その理由は**コラム④**を参照のこと．

コラム④　肝斑・PIHにレーザーが禁忌の理由

肝斑・PIHにレーザーが禁忌である理由は，高フルエンスの場合，メラノソームを多く持つケラチノサイトが死ぬことにより一旦皮膚は白くなるが，表皮の修復過程の炎症で再びPIHが生じるからである．低フルエンスで照射(トーニング)すると，メラノソームは一部破壊されるもののケラチノサイトそのものは生き残るので，痂皮はできずに皮膚色調が薄くなる．ただし，照射を繰り返している間は薄くなった皮膚が照射を中止した途端にPIHを再発し，むしろ元より濃くなる(rebound)ことが多い．結果的に治療として無意味であるばかりでなく，難治性の白斑を生じるなどの重大な副作用をもたらす．

レーザートーニング(LT)のこうした本質的問題点は，早くから指摘されていたにもかかわらず，それを明らかにしないまま，業者によって他科医師にまで野放図なレーザー拡販がなされたため，LTの被害者が爆発的に増える事態に陥っている[1]．肝斑・PIHにレーザーを当てても，その病態は何も変わらない(治る理由がない)ことに留意されたい．

実際の治療手順

次に実際の治療の手順について見てみよう．小範囲のシミであれば，麻酔せずに氷で冷やす程度で治療可能である(図1a)．十分にホワイトニング(immediate whitening phenomenon：IWP)が出る程度の出力でむらなく照射する(図1b)．IWPとなった病変部は数時間で黒色痂皮となって固着する(図1c)．創部は術後10日以上，ワセリン軟膏と創傷被覆材で愛護的に保護する．痂皮脱落後は，ピンク色の新生皮膚(図1d)が正常色に戻るまで患部をこすらないように指示する．治療後1ヵ月もあれば，シミが除去されたことを実感できる(図1e, f)．

治療後の経過

老人性色素斑の治療経過は，ナノ秒Qスイッチレーザーで治療を行った場合とほぼ同様である．ADM治療の経過もほぼ同様である．ADMは標的細胞(真皮メラノサイト)が破壊されてから排出されるまでに時間がかかるため，患者皮膚がきれいに白くなるのに6ヵ月程度かかるが，この点もナノ秒Qスイッチレーザーを用いた場合と同様である．

文 献
1) 葛西健一郎：レーザートーニングの真実．http://anti-lasertoning.com/[accessed：2017. 9. 12]

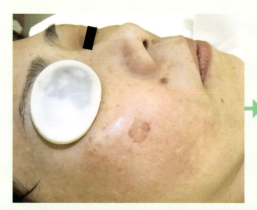
a. 右頬部老人性色素斑

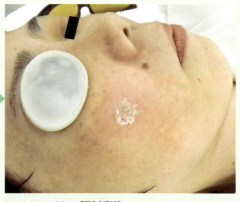
b. pico-Alex 照射直後

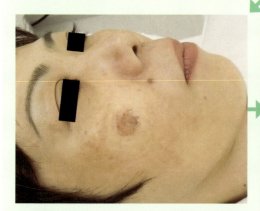
c. 術後8日
黒色痂皮が固着している．

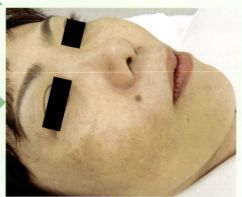
d. 術後18日
痂皮が脱落してピンク色の新生皮膚が見えている．

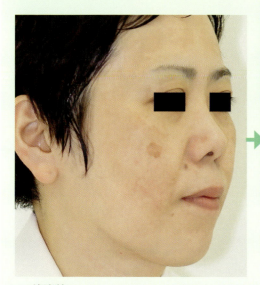
e. 治療前

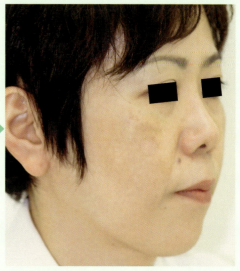
f. 治療後1ヵ月

図1　老人性色素斑(43歳，女性)

コラム⑤　ピコ秒レーザーによる老人性色素斑治療はナノ秒Qスイッチルビーレーザーより良いか？

　筆者は厚みのある脂漏性角化症には炭酸ガスレーザーまたはEr:YAGレーザーを用いるが，厚みのない老人性色素斑に対してはナノ秒Qスイッチルビーレーザー（nano-Ruby）を用いることが多い．15年ほど前の一時期，ナノ秒QスイッチNd:YAGレーザーの532nm（nano-Nd:YAG532）を盛んに用いていた時期もあるが，すっかり使わなくなってしまった．今ではナノ秒QスイッチNd:YAGレーザー（nano-Nd:YAG）は機械そのものを処分し，クリニックに置いていない．その理由を説明しよう．

　老人性色素斑は肉眼的に盛り上がりなく平坦なものであっても，ダーモスコピーで拡大して観察してみると，全体にわずかに厚みがある場合が多い．一方，532 nmという波長の特徴は，波長が短いために深達性に乏しいうえに，非常にメラニンの吸収性が高い．そこで，nano-Nd:YAG532は色素斑のごく表層に集中的に反応してしまうことになり，厚みのある色素斑の下の部分まで反応してくれないことがある．したがって，老人性色素斑の表面はきれいに取れるのだが，底の部分が残ってしまうことが多くなる．肉眼的にはかなり薄くなるのだが，取り残しや再発がどうしても多くなる．選択性に少し劣るnano-Rubyの方が，少々厚みがあっても完全に取れて再発しないのである．

　さて，ピコ秒レーザーによる老人性色素斑治療はどうであろうか．用いるとすればpico-Nd:YAG532かpico-Alexであろう．どちらのレーザーでも老人性色素斑はnano-Nd:YAG532やnano-Alexと同様に取れるであろうが，選択性が高すぎて再発しやすいという，同じ問題が生じる可能性が高いように思われる．もっとも，非常に初期のごく薄い老人性色素斑はうまく取れるであろうが．

コラム⑥　老人性色素斑とADMに筆者はナノ秒Qスイッチルビーレーザーを用いるが，ピコ秒レーザーも有力である

わが国は，伝統的にナノ秒Qスイッチルビーレーザー（QSRL）が強い．すなわち，良い製品が多数販売されている．例えば，エムエムアンドニーク社，JMEC社などである．ヨーロッパでも，エスクレピオン社をはじめ，数社がQSRLを販売している．ところが，米国では，世界初のQSRLをスペクトラム社が発売した実績があるものの，現在ではQSRLを生産していない．その理由を考えてみると，QSRLがメンテナンスに手間がかかる機械であるがゆえに，国土の広い国では商売として成立しにくいという点が考えられる．ちょっとした故障でサービスマンがかけつける時間とコストが高くつくのである．

筆者はこの10年ほど，JMEC社のZ-1とエムエムアンドニーク社のIB-101を使用してきたが，最近エムエムアンドニーク社の新型IB-103を導入し，Z-1を処分した（図）．現在はIB-101とIB-103の2台体制で診療を行っている．たまに故障も起こるが，2台あれば安心である．

一方，ピコ秒レーザーも，初めのうちは故障が多く，その修理にも時間を要する「手のかかる」機械であったが，最近ではずいぶん故障も少なくなり安定してきた．QSRLとあまり変わらないかもしれない．技術の進歩は大したものである．

ところで，QSRLとピコ秒レーザーの用途と効果を考えてみると，ピコ秒レーザーはQSRLの「上位互換」と考えられる．つまり，ピコ秒レーザーは，QSRLのできることは大体すべてできて，プラスアルファがある．そうしてみると，今後はピコ秒レーザーがあればQSRLは必要ないと言うこともできるかもしれない．もちろん，保険適応の問題は残されている．それが解決されれば（ピコ秒レーザーが保険適応されれば），QSRLは用無しになるのかもしれない．

筆者は現在のところ，ピコ秒レーザーよりQSRLの方が良い面があるのではないかと思い，老人性色素斑やADMにはQSRLを主に使っているが，ピコ秒レーザーの実績が増えればQSRLを使わなくなる日が来るかもしれない．もちろん，現在QSRLを持っていない医師にとっては，どちらを買うのがベターかといえば，保険の問題を別にすればピコ秒レーザーの方が良い可能性が高い．

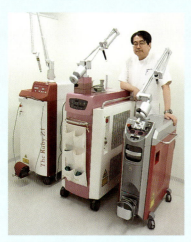

図2　筆者のクリニックのQSRL
左からJMEC社のZ-1，エムエムアンドニーク社のIB-101，IB-103．その後Z-1を処分したので，現在は右の2台を使っている．

Ⅲ ピコ秒レーザーによるシミ・アザ治療
2. 太田母斑

> ◎ポイント
> ・ピコ秒レーザーは、太田母斑に有効である.
> ・ナノ秒Qスイッチレーザーと同等以上の効果が期待できるが、現在のところ保険適応ではない.

太田母斑に対する有効性

(1) ナノ秒Qスイッチレーザー

太田母斑の治療にはナノ秒Qスイッチレーザーが有効であることは周知の事実であり、形成外科治療ガイドラインでも明記されている[1]. ほとんど全例の太田母斑が、数回以内の治療で完治できるようになった. わが国では保険適応もされ、広く普及した一般的な治療となっている.

(2) ピコ秒レーザー

さて、ナノ秒Qスイッチレーザーの進化型であるピコ秒レーザーは、太田母斑の治療に有効であることが予想されるが、はたしてそれは事実であろうか. そして、有効性はナノ秒Qスイッチレーザーよりも高くなっているのかどうかが興味の焦点となる.

この点については、症例報告は出始めている[2]が、まだどこの施設でも厳密な意味での比較照射試験を行っておらず、最終的な結果は出ていない. 筆者も施行した症例数が少なく断定的なことはまだ言えないが、ピコ秒レーザーは太田母斑に対して、ナノ秒Qスイッチレーザーと同等、あるいは若干効果が高い程度の有効性を有しているのではないかと考えている. 詳しくは今後の研究を待ちたい.

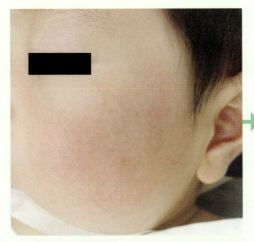
a. pico-Alex照射前

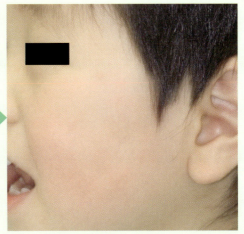
b. pico-Alex照射後4ヵ月

図1　左頬部太田母斑（1歳3ヵ月，男児）

実際の治療手順

＜症例＞1歳3ヵ月，男児，左頬部太田母斑（図1a）．全麻下にpico-Alex（PicoSure®）750 ps，3.49 J/cm²にて照射した．治療後4ヵ月（図1b），母斑はほとんど消失した．副作用はとくにない．

文　献

1) 葛西健一郎，渡部慎司，醍醐佳代：太田母斑．形成外科診療ガイドライン1　皮膚疾患，日本形成外科学会，日本創傷外科学会，日本頭蓋顎顔面外科学会（編），p107-115，金原出版，東京，2015
2) Chesnut C, Diehl J, Lask G：Treatment of nevus of ota with a picosecond 755-nm alexandrite laser. Dermatol Surg 41：508-510, 2015

Ⅲ ピコ秒レーザーによるシミ・アザ治療
3. 異所性蒙古斑

◎ポイント
- ピコ秒レーザーは，異所性蒙古斑に有効である．
- ナノ秒Qスイッチレーザーと同等以上の効果が期待できるが，現在のところ保険適応ではない．

異所性蒙古斑の治療適応

　異所性蒙古斑は通常，10歳くらいまでに自然消退するので治療は要さないが，まれに成人期まで残り，整容上の問題になることがある．そこで，成人の残存性蒙古斑はもちろんのこと，残存する可能性が高い濃い蒙古斑は，乳幼児期でも治療の適応となると考えられている．

異所性蒙古斑に対する有効性

　ナノ秒Qスイッチレーザーが有効であることが知られ，保険適応の治療として広く行われている．ピコ秒レーザーも異所性蒙古斑に有効であることが予想されるが，実際はどうであろうか．
　諸家の学会報告などを見ても，ピコ秒レーザーが異所性蒙古斑に有効であることは，ほぼ間違いないだろう．そこで，ナノ秒Qスイッチレーザーを上回る効果があるのかどうかが議論の焦点となるが，まだ完全な比較照射試験の結果は出ていない．
　筆者の経験症例数もあまり多くないが，ナノ秒Qスイッチレーザーと比べて同等または若干良いくらいの印象を持っている．今後の比較研究の結果が楽しみである．

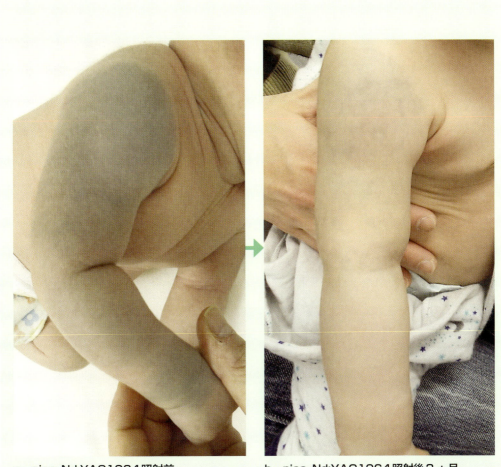

a. pico-Nd:YAG1064照射前　　　　b. pico-Nd:YAG1064照射後3ヵ月

図1　右上肢広範囲の異所性蒙古斑(生後2ヵ月, 男児)

実際の治療手順

＜症例＞生後2ヵ月, 男児, 右上肢広範囲の異所性蒙古斑(図1a). かなり色調が濃いので, 生涯残存する可能性が高いと判断してレーザー治療を施行することにした. 局所麻酔下に2回分けでpico-Nd:YAG1064(PicoWay®)を照射した. 条件は, φ4 mm, 3.2 J/cm². 1クール治療後3ヵ月(図1b), 色調はかなり薄くなった. 今後経過を見ながら追加治療の要否を考える予定. ナノ秒Qスイッチレーザーでも同等の結果が出た可能性もあるが, 筆者の印象としては, ピコ秒レーザーの方が治療後比較的早期に色が治まっていく傾向が感じられる.

III ピコ秒レーザーによるシミ・アザ治療
4. 先天性色素性母斑

◎ポイント
・ピコ秒レーザーが先天性色素性母斑に特別有効ということはないが，その特性を生かせば有効な武器になるのかもしれない．

先天性色素性母斑に対する有効性

　先天性色素性母斑に対してピコ秒レーザーが特異的に効果的ということはない．ただし，その特性をうまく利用すると有用な可能性もある．

　先天性色素性母斑の治療の要点は，母斑細胞（色素）の効率的な減量と再発の抑制である．筆者はこれまで，ノーマルモードルビーレーザー（N-Ruby）やナノ秒Qスイッチルビーレーザー（nano-Ruby）を業者の協力を得て高フルエンスが出るように改造して，少しでも治療効果が上がるように努力してきた．この20年間で治療成績は向上したが，まだまだ満足のいかない症例も多い．先天性色素性母斑のレーザー治療に関しての詳細は別の機会に譲るとして，本項ではピコ秒レーザーの役割と可能性について考えてみたい．

ピコ秒レーザーの色素選択性

　ピコ秒レーザーの特徴は，何といってもその色素選択性の高さであり，エネルギーはむしろ小さい．このことから，ピコ秒レーザーは最後に取れ残った色素を完全に取る，「仕上げ段階」に有効ではないかと期待される．

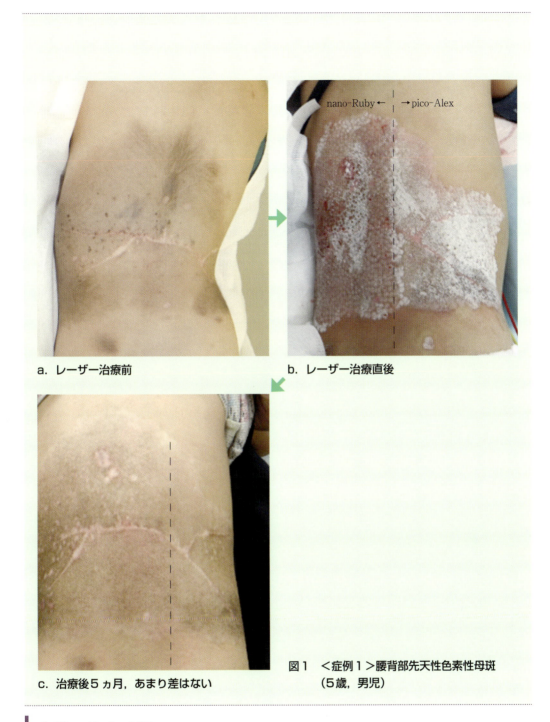

図1 ＜症例1＞腰背部先天性色素性母斑（5歳，男児）

a. レーザー治療前
b. レーザー治療直後
c. 治療後5ヵ月，あまり差はない

実際の治療手順

＜症例1＞5歳，男児，腰背部先天性色素性母斑．濃い部分はすでに他院で部分切除術を受けている（図1a）．全麻下に，大部分はnano-Rubyを，右の一部にピコ秒アレキサンドライトレーザー（pico-Alex）を照射した（図1b）．治療後5ヵ月，両者の治療効果の差はあまりない（図1c）．

＜症例２＞0歳，男児，顔面左側先天性色素性母斑(図2a)．乳児期にnano-Rubyを中心に，繰り返し多数回のレーザー治療を行っている．1歳時，色調は軽減しつつある(図2b)．5歳時，全麻下にpico-Alexを照射することにした(図2c)．治療後2ヵ月(図2d)，創部の治癒もスムーズで異常なかったが，むしろ全体として色素の再発は早く，母斑の黒さはすぐに戻ってしまった．しかし，写真をよく比べてみると，色素が薄かったところ(A)やグレーの色調だったところ(B)は，非常にきれいになっている．このことから考えると，ピコ秒レーザーに母斑の再発を抑える力はまったくないが，再発活性の低い部分については非常にきれいになるということができる．

　つまり，ピコ秒レーザーには，先天性色素性母斑の再発を抑える力はまったくないが，今ある色素をきれいに取る効果は高いといえる．この点が，刺青治療器としては抜群だが，先天性色素性母斑治療器としては抜群とはいえないゆえんであろう．

コラム⑦　先天性色素性母斑の難しさ

　筆者のクリニックには，全国から難しい広範囲の先天性色素性母斑患者が通ってくる．広範囲例ほどレーザー治療は難しくなるが，手術はもっと難しくなるので相対的な意味でレーザーの適応度が高くなってくる．それにしても先天性色素性母斑は難しい．溢れんばかりに母斑細胞が集まっていて，それを減量していくのに苦労させられるばかりでなく，少し残った母斑細胞は年齢とともに色素産生能を増強してくる．これを全滅させることがいかに困難か，筆舌に尽くしがたいものがある．刺青の色素は増えないから，取った分だけ確実に減っていくのに比べると，その難しさの差はあまりにも大きいといえる．

　筆者は，ピコ秒レーザーの導入によって，先天性色素性母斑の治療が大きく進歩するのではないかと期待していたのだが，結局ごくわずかしか進歩しなかった．それはそうである．先天性色素性母斑が難しいのはレーザーのせいではなく，この病気としての本質，「母斑細胞が生きていること」によるからである．

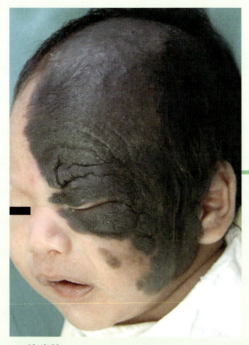

a. 治療前

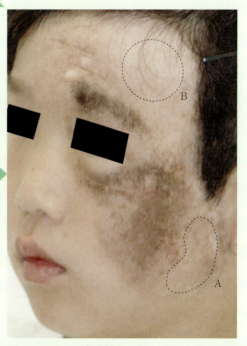

b. レーザー治療途中

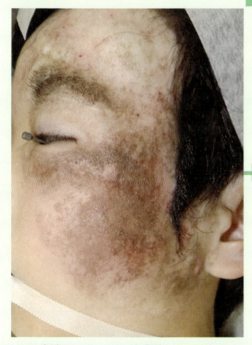

c. 5歳時のpico-Alex治療前

d. pico-Alex治療後2ヵ月

図2 ＜症例2＞顔面左側先天性色素性母斑（0歳，男児）

コメント⑦ 真皮メラノサイトーシスに対してピコ秒レーザーはnano-Rubyを上回ることができるか？

　ピコ秒レーザーは，太田母斑，蒙古斑，ADMなどの真皮メラノサイトーシスに有効であることは間違いない．ナノ秒Qスイッチレーザー（nano-Ruby，nano-Alex，nano-Nd:YAG）が有効な真皮メラノサイトーシスに対して，ピコ秒レーザーが同等の成績を出すだけでなく，それを上回る有効性を示すのかどうかが話題の焦点となる．刺青除去治療の場合には，ピコ秒レーザーはナノ秒Qスイッチレーザーより数段優れた除去効果を示すことは間違いない．国内外の文献にもそれは示されている．

　それでは真皮メラノサイトーシスの場合はどうであろうか．厳密な比較は今後の比較研究を待たなければならないが，筆者は現時点で次のように推論している．照射時間幅がナノ秒オーダーからピコ秒オーダーに短縮したことで，応力緩和時間がより短くなったため，応力閉じ込めが成立するようになり，破壊されにくい個体の刺青色素粒子が破壊されやすくなって刺青はよく取れるようになった．ところが真皮メラノサイトーシスの場合には，色素の原因粒子は細胞内のメラノソームであり，硬い個体粒子ではなく液体の詰まった風船のようなものである．風船を壊すのにもエネルギーは必要だが，応力閉じ込めが成立するかどうかはそれほど大きな問題ではない．吸収率やエネルギーなどの別のファクターの方が重要となる．3種類のナノ秒Qスイッチレーザーを比較してみると（表），有効性に一番関与しているのはメラニンの吸収率である．これらのことを総合的に考えてみると，筆者は，真皮メラノサイトーシスに対しては，ピコ秒レーザーがナノ秒Qスイッチレーザーの治療効果を大きく上回ることはないと推論している．最終的には今後の研究を待ちたい．

　もっとも，現時点で，ナノ秒Qスイッチレーザーは昔に比べればかなり改良されたとはいえ，①ビームプロファイルが均一ではない，②ショットごとに出力エネルギーにばらつきがある，③光軸のズレが起こりやすくスポット内のフルエンスにむらが出やすい，などの欠点をまだまだ有している．ピコ秒レーザーがこれらのクオリティを高めていった場合には，ナノ秒Qスイッチレーザーを上回る好成績を出す可能性も十分にあると考えられる．製造業者の一層の努力に期待したい．

表　3種類のナノ秒Qスイッチレーザーの比較

	波　長	メラニンの吸収率	照射時間幅	真皮メラノサイトーシスに対する有効性
nano-Ruby	694 nm	（＋＋）	20〜40 ns	（＋＋）
nano-Alex	755 nm	（＋）	80 ns	（＋）
nano-Nd:YAG	1,065 nm	（±）	10 ns	（＋）

Ⅳ ピコ秒レーザーによる美容皮膚治療（ノーダウンタイム）

　皮膚の美容治療がブームである．シミをなくして白くなりたい，シワをなくしたい，毛穴を目立たなくしたい，ハリを出したい，などなど，患者の欲求はとどまるところを知らない．また，これらの欲求に対してほんの少しでも応えることができれば，患者はいくらでも治療費を払う．すなわち，医者も業者も巨大な利益を得ることができるということが明らかになってきた．しかも，治療のために仕事や社会活動の妨げになることは困ると言い，ダウンタイムのない治療が好まれる．この目的を叶えるために，これまでいろいろな技術が改良されてきた．レーザー，光治療，注射，高周波電流，プラズマ，超音波など，さまざまな方法が提案され，施行され，そして消えていった．ピコ秒レーザーは当初，刺青除去の目的で開発されたのだが，皮膚科史上初の高ピークパワーレーザーという特徴が，美容皮膚治療にも有効なのではないかと考えられ，研究が急ピッチで進められている．理論的にも技術的にもまだ確立したものではないが，2016年までにpico-Alex(PicoSure®)は世界中で800台以上も出荷され，その主な使用目的はもはや刺青除去ではなく美容皮膚治療になっている．pico-Nd:YAG(PicoWay®，en-LIGHTen™)も美容皮膚治療への応用を模索している．

　この分野の技術開発はあまりにも速いので，本書を執筆している時点での知見・情報は，出版時にはすでに古くなってしまっているかもしれない．あくまでも本書執筆中（2017年8月現在）の情報としてご理解いただきたい．

1．本治療の適応（効果の予測と患者への説明）
2．治療の実際
　　1 pico-Alex（PicoSure®）による美容皮膚治療
　　2 pico-Nd:YAG（PicoWay®）による美容皮膚治療
3．合併症とその対処
4．症例集

Ⅳ ピコ秒レーザーによる美容皮膚治療(ノーダウンタイム)
1. 本治療の適応(効果の予測と患者への説明)

◎ポイント
- ピコ秒レーザーによる美容皮膚治療では,雀卵斑,老人性色素斑,後天性真皮メラノサイトーシス(ADM)に対して効果が期待できる.
- 肌のハリや毛穴の改善についてはまだ開発段階であるが,患者の評判は上々である.

ピコ秒レーザーの適応症

ピコ秒レーザーによる美容皮膚治療の適応症としては,シミとハリの改善ということになろう(表1).シミの中でも完成された単発性の老人性色素斑は,ダウンタイムがあっても1回で取れるnano-Rubyやnano-Alexの方が勝負が早い.ノーダウンタイムのピコ秒レーザー治療でも薄くはできるだろうが,かなり多くの治療回数が必要となるので現実的ではないと考えられる.逆に,雀卵斑や薄い多発性老人性色素斑は非常に良い適応となる.ただし,効果の完全性や持続性を考えると,nano-Rubyにはかなわない(コメント⑧参照).以上の適応症は,光治療(intense pulsed light:IPL)の適応症によく似ていることがわかる.

ところが,ピコ秒レーザーは次の点がIPLとまったく異なる.シミの中で,後天性真皮メラノサイトーシス(ADM)という疾患がある.正確な診断が難しいが,慣れれば可能である.肉眼的には多発老人性色素斑や肝斑に似ているが,真皮メラノサイトーシスであるという点で,まったく異色のシミである.ADMは深達性の低いIPLではまったく効果がなく,これまでナノ秒Qスイッチレーザー(nano-Rubyなど)が唯一の治療法であるとされてきた.しかし,ピコ秒レーザーをある程度以上強めのフルエンスで当てれば除去できる可能性がある.これまでダウンタイムなしでADMを治療する方法は存在しなかっただけに,注目される.

表1 ピコ秒レーザー美容皮膚治療の適応

表在性色素斑(老人性色素斑)(単発・完成されたもの)	△(nano-Ruby,nano-Alex の方が良い)
表在性色素斑(老人性色素斑)(多発・薄いもの)	◎
雀卵斑	◎
深在性色素斑(ADM)	○(効果が期待できる)
ハリ・毛穴の改善(普通のビーム)	×～△(期待は少ない)
ハリ・毛穴の改善(フラクショナルビーム)	△(効果に期待,ただし作用機序未確定)
肝 斑	××(禁忌)

ハリ・毛穴の改善におけるピコ秒レーザーの今後の展望

　さて，ハリや毛穴の改善は，患者の要望は多いのだが，なかなか大きな効果を出すのが困難な分野であった．ピコ秒レーザーで治療効果が上がるかどうかが注目されたが，どの波長のピコ秒レーザーを用いても，それほどの効果を上げることはできなかった．ところが，Cynosure社はpico-Alex(PicoSure®)のハンドピースの先に昆虫の複眼のようなレンズ(同社はFOCUS Lens Arrayと呼んでいる)をつけることで，フラクショナルレーザーのように点状に高フルエンスで照射できる仕組みを開発した．このレンズを付けて照射するとハリや毛穴の改善が見られ，患者の評判も良く，それを裏付ける研究成果も発表されている．Syneron Candela社も自社のpico-Nd:YAG(PicoWay®)にholographic lensを用いて，同様のビームが出るハンドピース(同社はResolveハンドピースと呼んでいる)を発表した．これらを用いた臨床例の集積と研究成果の発表が待たれる．

患者への説明

　カウンセリングで患者には次の点を説明する(表2)．はっきり完成してしまったシミはテープを貼るレーザー治療が良いが，薄い散在性のシミやハリ・毛穴の改善効果が期待できる．1ヵ月以上の間隔をあけて，何回か繰り返すと良い(次項「2．治療の実際」のコメント⑪参照)．肝斑はこの治療で悪化する可能性があるので，内服治療で治しておいた方が良い．ただし，肝斑部分に照射しないように当て方を工夫すれば治療してはいけないということはない．いずれにせよ，肝斑が少しでもある患者には内服治療が必須である．ピコ秒レーザーで肝斑を治療しようという動き(ピコトーニング)があるが，効果がないばかりでなく，レーザートーニング以上の悲惨な副作用が出る可能性が高く，絶対に行ってはならない(コメント⑨参照)．

表2　ピコ秒レーザー美容皮膚治療前の説明の要点

・はっきり完成してしまったシミはテープを貼るレーザー治療で取った方が早い．
・薄い散在性のシミやハリ・毛穴の改善に効果が期待できる．
・1ヵ月以上の間隔をあけて何回か繰り返すと良い．
・肝斑は悪化する可能性があるので内服治療は必須．ある程度薄くなってからでないとレーザー治療はできない．

コメント⑧　それでも最強！ナノ秒Qスイッチルビーレーザー

　筆者はクリニックにpico-Alex(PicoSure®)とpico-Nd:YAG(PicoWay®)の2台のレーザーを導入して以来，もう滅多に使わなくなったのでnano-Nd:YAG(MedLite C6)は処分してしまった．nano-Alexは10年前に廃棄したので，今でも残っているナノ秒Qスイッチレーザーは，Qスイッチルビーレーザー(nano-Ruby)の2台(エムエムアンドニーク社IB101，IB103)だけになってしまった．しかし，現在でもシミ治療の主役はこのnano-Rubyであり，使用頻度も最も多い．安全性も高く，真皮メラノサイトーシスから少々厚みがあるシミまで幅広く使え，取り残しが出にくい点が信頼できる．

　刺青の治療の場合，ピコ秒レーザーの圧倒的な威力は，もはやそれ以外のレーザーを使う気持ちをなくすほどだが，シミ治療の場合は，ピコ秒レーザーがナノ秒Qスイッチレーザーの治療効果を大きく上回るということはない．もちろん，細かな使い勝手などの点で前者を好む術者がいても不思議ではないが，筆者にとっては長年慣れ親しんだnano-Rubyの方が使いやすい．

　かくして，筆者のクリニックでのシミのレーザー治療は，今でも第一選択がnano-Rubyであり，どうしてもダウンタイムが困るという人にのみpico-Alexの弱め当てを行う．したがって，ピコ秒レーザーを強く当てるのは刺青だけということになるのである．

コメント⑨　ピコトーニングは絶対危険！

　肝斑に対して，nano-Nd:YAG1064を低フルエンスで高頻度(1～4週間隔)に照射するという方法をレーザートーニング(laser toning：LT)と呼んで推奨する動きがある．筆者は，この方法は学術的根拠がなく，臨床的には一時的には色素軽減するものの，中止すると必ず再発し，増悪や難治性白斑を発症するリスクもあるため，非常に危険であることを提唱してきた[1～14]．この方法の普及過程にも問題点が多く，「日本レーザー史上最悪の治療法捏造事件」である可能性が高い[15]．最近になって，nano-Nd:YAGの購入も一巡した様子なので，機械業者や営利主義的な美容皮膚科医の興味は，ピコ秒レーザーを使った「トーニング」に移ってきている．

　筆者は，肝斑に対する「トーニング」という概念そのものが，非科学的・情緒的であるように感じる．しかし，短い間隔でレーザーを当てている間は色素が薄くなることは確かであるから，患者は喜ぶであろう．患者が喜ぶということは，施行した医師は「この施術は有効で，自分は正しいことをしている」という感情を持つことになる．治療を止めたときの悲惨さは，このときには患者にも医師にもわからないのである．そもそも，「器質的疾患」の原因細胞を破壊することには圧倒的威力を発揮するレーザーだが，原因細胞の存在しない「機能的疾患」である肝斑をレーザーで治療して良くなる理由がないことに気付くべきである．

　臨床医は，患者の揺れ動く微妙な心理に寄り添って，患者を心理的に支える役割を求められる．それを忠実に果たしているうちに，長期的な予後よりも目先の改善効果に目が奪われてしまうのも仕方ないのかもしれない．悪性腫瘍に対するトンデモナイ代替療法が隆盛を誇っているのもこれが一因か

もしれない．

ともかく，肝斑に対する「低フルエンスピコ秒レーザー治療（ピコトーニング）」は，一時的な色素減少効果はあっても治療を中止すれば必ず再発するばかりでなく，増悪（rebound）や難治性白斑が発症するリスクが高いことを銘記していただきたい．

すでに筆者のクリニックへ，肝斑をピコ秒レーザーで治療するとの宣伝にだまされて治療を受け，増悪・白斑形成した患者が複数来院している事実をお知らせする（図）．

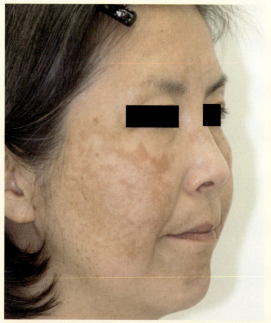

図　他院での「ピコトーニング」で肝斑が悪化して来院した患者

文　献

1) 葛西健一郎：本当に肝斑なのか？診断の決め手．苦手な外来皮膚疾患100の解決法〜そのとき達人はどのように苦手皮膚疾患を克服したか？〜，宮地良樹（編），メディカルレビュー社，東京，p124-125，2014
2) 葛西健一郎：肝斑治療の決め手．苦手な外来皮膚疾患100の解決法〜そのとき達人はどのように苦手皮膚疾患を克服したか？〜，宮地良樹（編），メディカルレビュー社，東京，p126-127，2014
3) 葛西健一郎：肝斑に対する低出力QスイッチNd:YAGレーザー治療（レーザートーニング）の危険性．形成外科57：1117-1124，2014
4) 葛西健一郎：シミの治療　第2版，文光堂，東京，2015
5) 葛西健一郎：肝斑にレーザーは有用か？　EBM皮膚疾患の治療up-to-date，宮地良樹（編），中外医学社，東京，p174-177，2015
6) 葛西健一郎：肝斑　皮膚疾患ベスト治療：臨床決断の戦略・エビデンス，宮地良樹（編），学研メディカル，秀潤社，東京，p118-125，2016
7) 葛西健一郎：レーザートーニングの真実．WHAT'S NEW in 皮膚科学 2016-2017，宮地良樹，鶴田大輔（編），メディカルレビュー社，東京，p164-165，2016
8) 葛西健一郎：しみ・くすみ．患者満足度ベストを目指す非手術・低侵襲美容外科─形成外科学に基づいた考え方とテクニックの実際，高柳　進（編），南江堂，東京，p245-250，2016
9) 葛西健一郎：肝斑にレーザーは禁物か？　達人が伝授する日常皮膚診療の極意と裏ワザ，宮地良樹（編），全日本病院出版会，東京，p287-291，2016
10) 葛西健一郎：いわゆる肝斑に対する低フルエンスQ-switched Nd:YAGレーザー治療（レーザートーニング）の危険性．日レーザー医会誌36：430-435，2016
11) 葛西健一郎：肝斑の治療戦略：肝斑の本質を考慮した保存的治療の重要性．PEPARS 110：73-78，2016
12) 葛西健一郎：シミ．形成外科59：1147-1153，2016
13) 葛西健一郎：肝斑治療の問題点は？　専門医でも聞きたい皮膚科診療100の質問，宮地良樹（編），メディカルレビュー社，東京，p154-155，2017
14) 葛西健一郎：低フルエンスQ-switched Nd:YAGレーザー治療（レーザートーニング）による肝斑増悪症例に対する治療経験．形成外科60：217-222，2017
15) 葛西健一郎：レーザートーニングの真実．http://anti-lasertoning.com [accessed：2017.9.12]

Ⅳ ピコ秒レーザーによる美容皮膚治療（ノーダウンタイム）
2. 治療の実際

◎ポイント
・pico-Alex(PicoSure®)による美容皮膚治療を紹介する．
・3段階の照射の組み合わせで，患者の状態に合わせて効果を出すようにする．
・pico-Nd:YAGによる美容皮膚治療は，現在のところやや難しい．

1 pico-Alex(PicoSure®)による美容皮膚治療

台北の美容クリニックへの訪問

　筆者は，2015年8月に台北の数ヵ所の美容クリニックを訪問する機会を得た．そこでは，pico-Alex(PicoSure®)を用いた美容皮膚治療が盛んに行われていた．施行している医師のレベルも患者のレベルもさまざまであったが，そこそこ良好な治療効果は上がっているようであり，また患者の満足度は非常に高いようであることが窺い知れた．不思議なことに，どこも似たような治療パターンで治療を行っている．誰が開発した方法なのかは尋ねてもはっきりしない．ずっとこの方法でやっているという．

台北におけるpico-Alex(PicoSure®)を用いた美容皮膚治療

　ショット数，出力，当てる順番などは医師によって微妙に異なるのだが，基本は同じである．①2～3.5 J/cm²で濃い色素斑のところのみ当てる，②0.4～0.7 J/cm²で全顔もれなく当てる，③0.4～0.7 J/cm²のfocusハンドピースで全顔を当てる，というものである．多発老人性色素斑によく効くと言う医師もいれば，肝斑に効くという医師もいるし，肌のハリが出ると言う医師もいる．それぞれの持論があるようだが，やっていることの基本は同じである．

　筆者は帰国してから頭の中を整理するのに時間がかかった．どの操作が患者の皮膚のどこに効いているのかがはっきりしないが，①の操作が患者の老人性色素斑にマイクロクラスト（微小痂皮）を作って薄くしていることだけは間違いないと思われたので，筆者のクリニックでこれまでIPL治療を定期的に行っている患者に試験的に照射してみることにした．やってみると患者の評価は上々で，①，②，③の組み合わせと割合に微妙な加減が必要ではあるものの，なかなかおもしろい治療ができることに気が付いた．筆者は思いきって，2016年1月より，IPL，フォトRF（オーロラ），ダイオードRF（ポラリス）を全廃し，pico-Alex(PicoSure®)による美容皮膚治療を積極的に行っている．現在の筆者のやり方は次のようなものである．

筆者のクリニックにおけるpico-Alex(PicoSure®)を用いた美容皮膚治療

<説　明> この治療は，ダウンタイムなく顔面のシミを減少させ，ハリを出す目的で行う世界最新の治療であるが，正確な作用機序はまだ明らかになっていない．肝斑に対しては治療効果が期待できないばかりか，悪化する可能性もあるので，肝斑がある患者は内服治療の併用が必須である．シミは雀卵斑と老人性色素斑のみならずADMも改善可能だが，数回以上の治療が必要である．ハリについては個人差が大きい．治療間隔は1ヵ月以上を推奨する(理由は後述)．何回繰り返しても構わないが，治療当日は赤みが残るので，化粧を控えて安静にしてもらう．翌日以降は通常の生活が可能である．

<施　術> 通常は麻酔を行わないが，外用麻酔を行ってもよい．有毛部，眉毛部は照射しないが，レーザーが当たっても問題はない．眼瞼に照射する場合はコンタクトシールドを使う．まず，洗顔してすべての化粧品を落としてもらう．レーザー治療は3段階で行う．原則的には5 Hzを用いる．

① 中出力部分照射

まず，ϕ3.2 mm，2.49 J/cm^{2}程度で，目立つ色素斑のところのみを照射する．シミの量にもよるが，100〜300 shots程度になる．この際に，老人性色素斑，ADMは効果が期待できるが，黒子は効果が期待できないばかりでなく，刺激で濃くなる可能性もある．同様に肝斑や，前回治療によって生じたPIHは薄くならないばかりでなく，刺激で濃くなる可能性があることを知らなければいけない．つまり，雀卵斑，老人性色素斑とADMには積極的に当てるが，黒子，肝斑，PIHにはなるべくレーザーを当てない方が良いわけである．照射を行いながら，瞬時にそれぞれの病変に対して診断をつけて処理していかなければならない．術者の診断力が問われるところである．すなわち，この段階の治療の巧拙が治療成績に直結してくる部分である．

② 低フルエンス普通照射

次に，ϕ6〜8 mm，0.4〜0.71 J/cm^{2}で全顔照射を行う．3〜6 pass程度を基本とし，計1,000〜1,200 shotsでよいだろう．この照射を減らして，次の③の照射を増やしてもよい．皮膚面に対して一定距離と垂直を維持して照射することが大切である．

③ 低フルエンスfocus lens照射

次に，ハンドピース先端にfocus lensを付けて全顔照射を行う．条件はϕ6〜8 mm，0.4〜0.71 J/cm^{2}でよいだろう．3〜6 pass，1,000〜1,200 shotsを基本としているが，2〜3倍当ててもとくに問題はない．治療後はアイスパックなどで十分冷却する．術後の処理はとくに要さない．当日は肌に赤みが残るが，通常翌日には消える．

2 pico-Nd:YAG(PicoWay®)による美容皮膚治療

pico-Nd:YAG(PicoWay®)の概要

　2017年，Syneron Candela社はpico-Nd:YAG(PicoWay®)のオプション部品として，独自のホログラフィックレンズを利用したResolveハンドピースを開発して発売した．同じように，レーザーをfractional状に照射するツールであり，PicoSure®のfocusハンドピースより光の集光性能が高いということで高い効果が期待されているが，現在のところ臨床では非常に使いづらい．

筆者が行ったpico-Nd:YAG1064照射の実験

　筆者が行ったpico-Nd:YAG1064照射の実験結果を示す．被験者の前腕(図1a)にpico-Nd:YAG1064を照射する．照射直後(図1b)から赤みというよりも非常に細かい点状の真皮内出血が見られる．照射8分後(図1c)にはここまで濃くなる．ダーモスコピーでは皮膚表面は破れていないが，真皮内に多数の点状出血が見られる(図1d)．この出血は1日後でも引かない(図1e)．4日目には少し薄くなるが，まだ著明である(図1f)．7日目にはかなり薄くなるが，まだわかる(図1g)．21日目でようやくかなり消えた(図1h)．おそらく表皮のすぐ下で焦点を結んだレーザー光は，表皮を破壊せずに，真皮上層に高フルエンスのレーザー光を集光するために，何らかの真皮内粒子が爆発的に反応して真皮内出血をきたすのであろう．真皮のリモデリング効果は高いだろうが，1週間以上も赤くなるというのでは，いかにも患者は困るだろう．反応が起こらない程度まで出力を下げれば，今度は臨床効果が出ない可能性がある．どうしたらいいのか八方塞がりの状況である．

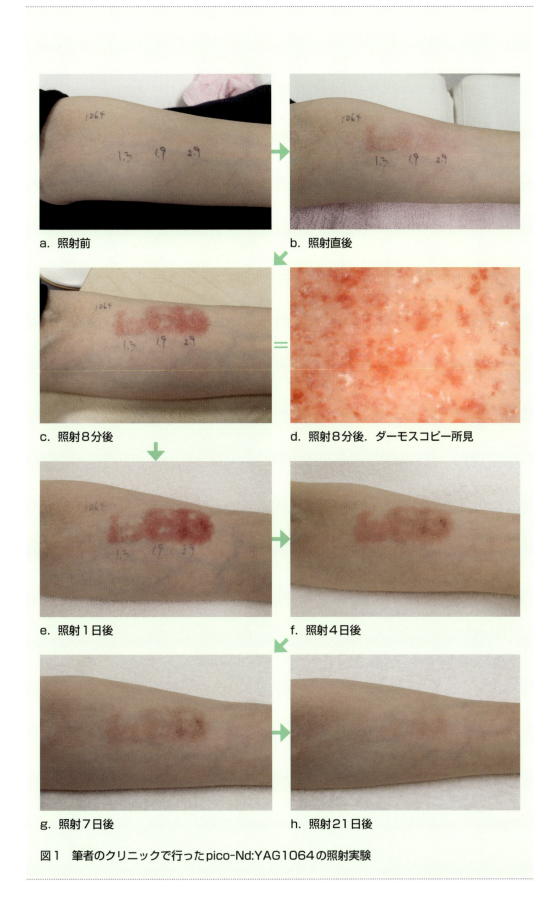

a. 照射前
b. 照射直後
c. 照射8分後
d. 照射8分後．ダーモスコピー所見
e. 照射1日後
f. 照射4日後
g. 照射7日後
h. 照射21日後

図1 筆者のクリニックで行ったpico-Nd:YAG1064の照射実験

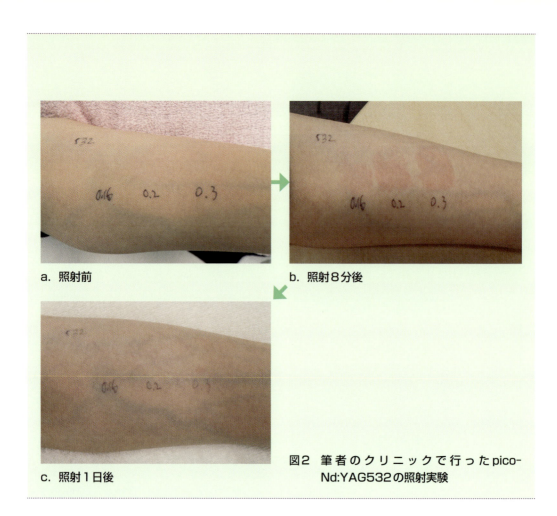

a. 照射前　　b. 照射8分後　　c. 照射1日後

図2　筆者のクリニックで行ったpico-Nd:YAG532の照射実験

筆者が行ったpico-Nd:YAG532の実験

　次に，pico-Nd:YAG532で，同じくResolveハンドピースの実験を提示する．やはり，被験者の前腕に照射する（図2a）．照射8分後，全体に紅斑が生じるが，真皮内出血ではない（図2b）．その証拠に，1日後には赤みは消退する（図2c）．つまり，1,064 nmと異なり，一過性紅斑は生じるが真皮内出血は起こさない．これは臨床的には好ましいことだが，その原因を考えてみると，波長532 nmの場合には，レーザーの大部分が表皮に吸収されてしまい，真皮まで届いていないということでもある．つまり，pico-Nd:YAG532はResolveハンドピースにしても，真皮に届きにくい，すなわち肌のハリ治療の効果は出しにくいということになるのである．

コメント⑩　PicoSure®のfocusハンドピースとPicoWay®のResolveハンドピースはまったく異なる

　PicoSure®(pico-Alex)のfocusハンドピースとPicoWay®(pico-Nd:YAG)のResolveハンドピースは，どちらもレーザーのビームを細かく集光してfractional状に照射しようとするもので，その仕組みはよく似ている．皮膚表面において，focusハンドピースは，直径200μmのマイクロビームを500μm間隔の格子状に集光して配置しているのに対し，Resolveハンドピースは直径150μmのマイクロビームを600μm間隔の格子状に集光して配置しているので，集光率はどちらも20倍強でほとんど同じである．皮膚表面から下に0.5mmくらいのところで焦点を結ぶようになっている点も同じである．それなのに，なぜこれほどまでに臨床反応が異なるのであろうか，不思議なことである．

　一つの原因は波長の違いであろう．メラニンに対する吸収率は，532nm＞755nm＞1,064nmであり，深達性は532nm＜755nm＜1,064nmであるから，532nmはなかなか真皮で反応を起こしにくいし，逆に1,064nmは真皮で反応を起こしやすい．755nmは中くらいということになる．しかも，PicoSure®の550〜750psに対してPicoWay®は375〜450psと照射時間幅が短いため，反応が強く出やすい傾向がある．しかし，最も大きな原因は，両ハンドピースの集光効率の違いであるように思われる．ここから先は製造メーカーも公式には回答してくれない未確認情報だが，PicoWay®のResolveハンドピースはほぼすべてのレーザー光をマイクロビームに変換しているのに対して，PicoSure®のfocusハンドピースは約3割の光しかマイクロビームに変換しておらず，あとの7割はそのまま出ているという話がある．その事実関係は不明だが，そうだとすればPicoSure®では激しい真皮内出血が起こらない理由になり得ると考えられる．つまり，PicoWay®の方が機械を精密に作りすぎて使いにくくなってしまったということであろうか．皮肉なものである．

　しかし，ここで留意しておかなければならないことが一つある．これらのハンドピースは，ガイドに従って正確にハンドピースを皮膚表面に合わせて照射したときに，皮膚表面の0.5mm以下で焦点を結んで優れた臨床結果を上げるように設計されているということである．ハンドピースを1mm浮かせて照射したり，わずかでも傾けて照射したりしようものなら，レーザー光の焦点は皮膚から外れてしまうのである．したがって，これらのハンドピースによる照射施術は，術者の並外れた集中力が不可欠だということがいえそうである．

コメント⑪　ピコ秒レーザーは1ヵ月以上あけないとレーザートーニングと同様の危険が増大する

　本章では，ピコ秒レーザーを痂皮ができない程度の低フルエンスで当てる治療を説明している．これは，かつて大流行した結果，重大な副作用症例が続出して問題になった「肝斑に対する低フルエンスQスイッチNd:YAGレーザー治療（レーザートーニング）」とは，まったく発想の原点が異なる．レーザートーニング（LT）は，発想の原点に，LTを行えば肝斑という疾患は治る方向に向かうという暗黙の了解がある．筆者は，LTを行えば一時的に色素は減少するが，肝斑は治る方向へは向かわないと考えている．LTの初期の文献でも，LTで肝斑は一時的に改善したが全例が再発したという記載があるのに，そのことは問題にされずに，業者によって機械の拡販が進められた．その結果，むやみにLTが行われて副作用の多発を招いた．すなわち，「LTを行うと色は一時的に薄くなる」ということが「肝斑という病気が改善する」と誤解されてしまったことが，この大きな悲劇の始まりであった．ピコ秒レーザーでもLTと同じ悲劇を繰り返さないことを願いたい．

　低フルエンスでピコ秒レーザーを当てると肝斑を含めたすべての色素斑が一旦薄くなる．老人性色素斑や雀卵斑はその後数ヵ月以上そのまま薄い状態を維持するが，肝斑は1ヵ月くらいで再発してくる．この点もLTと同じである．疾患として良くなっていない（色素が一時的に減っただけである）から当然の結果である．では，ピコ秒レーザー照射を1ヵ月未満の間隔で施行するとどうなるであろうか．おそらく，肝斑が再発する前に当てることになるので，色の薄い状態が維持されるであろう．LTと同じである．LTを推奨する文献には治療間隔を2週間程度にすると良いという記載が多い．それはそうであろう．しかし，病気としての肝斑を治癒させる方向に向けずに単に色を薄くするレーザー治療を重ねていると，いずれ破局が訪れる．白斑形成と，レーザーをやめたときの増悪（rebound）である．この，LTの破滅的な構図を，ピコ秒レーザーでは起こしてほしくないというのが筆者の願いである．ピコ秒レーザー治療で，老人性色素斑とADMは治療の方向へ向かうであろう．雀卵斑も長期的再発の問題を別にすれば改善する．しかし，肝斑はメラニン産生の異常亢進という機能的問題なのでレーザー照射ではまったく改善しないということを忘れないでいただきたい．

　そこで，筆者は，ピコ秒レーザー治療は1ヵ月以上の間隔を推奨する．もし肝斑を老人性色素斑と誤認してレーザー治療をしてしまった場合，1ヵ月以内であれば薄くなってしまうので気が付かない．気が付かずに繰り返し治療を行うと，悲劇の道へまっしぐらとなる．1ヵ月以上経てば，肝斑に当てて薄くなっていた場合にはそれが濃くなってくるので，ああ，これは肝斑だったと気付くことができるのである．肝斑と気付くことができればただちにレーザーをやめてトラネキサム酸内服を中心とした保存的治療に切り替えることができるので，患者を治癒に導くことができるわけである．低フルエンスでピコ秒レーザー治療を施行する諸兄には，LTでの悲劇を繰り返さないようにお願いしたい．

コラム⑧　レーザーは医師が当てるべきか，看護師や一般職員に当てさせてもよいかという問題について

　患者にレーザーを当てる行為が医療行為であるならば，それは医療施設で行わなければ医師法違反になるということは，問題ないだろう．監督する官庁のない「エステ」という中途半端な施設で野放しにレーザー脱毛が行われている実態について，厚生労働省も何とかしようと動き出しているようである．美容レーザー照射についても，医院内で行われていないと違法と判断される可能性が今後は高くなることは間違いない．

　さて，医院内で美容レーザーを当てる場合の基準はどうなるのかという点についてだが，国家資格のない一般職員に当てさせていた場合は，問題になる可能性がある．脱毛の例でいえば，レーザー脱毛を医院内で無資格者にやらせていたということで警察に摘発された例が実際にある．では，誰なら良いかといえば，「レーザー脱毛師」とか「美容レーザー師」といった国家資格でもあれば一番良いのだが，それがない現状では，理学療法士にやらせるというわけにもいかないので「看護師」にやらせるしかないだろう．看護師にレーザーを当てさせるとした場合に，その法律的解釈としては，採血や点滴と同じ「診療補助行為」として「医師の指示のもとに医師の監督下に」行われていれば合法であると考えて良いだろう．ただし，医師の指示といっても「すべてよきにはからえ」的な包括的指示ではダメで，個々の症例に対してやり方や条件を指示する個別的指示でないと許されない．ピコ秒レーザーのように照射の自由度が高く，危険と隣り合わせのレーザーの場合はなおさらである．筆者はピコ秒レーザーは医師が当てた方が良いと考えて，すべて自分で照射している．

　主に法律的な観点から誰がレーザーを当てるべきかという問題を考えてきたが，次は患者の満足度という観点から考えてみよう．IPLはレーザーではないが，美容の光治療器としてかなりの台数が普及している．IPLはやり方によっていろいろな使い方が可能な機械であるから，とにかく事故が起こらないように低めの出力で，人当たりの良い看護師にやらせて丁寧な接遇で患者満足度を高めるといった使い方もできるし，患者の状態に応じて医師がセッティングを変えながら少しでも治療効果を高めることで，結果として患者満足度を得るといったやり方もできる．いろいろな方針のクリニックがあるが，今では安全第一でサービス・安値競争に入っているところが多いのではないだろうか．それはそれで商売としては一つのやり方であるから，各自が自由にやれば良いことである．筆者は美容医療がどんどんサービス・安値競争に陥っていく現状に嫌気がさしていたので，最近一大決心をして，これまでオーロラ，ポラリス，IPLを看護師に当てさせていたのを全廃して，筆者が自分で当てるPicoSure®に一本化した．今後，PicoWay®の美容も組み入れていきたいと考えている．過当競争気味の美容医療の中で，他院と差別化する方策はこれしかないのではないかと考えている．

Ⅳ ピコ秒レーザーによる美容皮膚治療(ノーダウンタイム)
3. 合併症とその対処

> ◎ポイント
> ・ピコ秒レーザーによる美容皮膚治療を施行する以上，各種合併症とその対策に習熟しておく必要がある．
> ・肝斑，炎症後色素沈着(PIH)には効果がないばかりでなく，増悪の危険があるのでなるべく照射しない方が良い．

　ピコ秒レーザーの低フルエンス照射による美容皮膚治療は，合併症の起こりにくい比較的安全な治療だが，いくつかの合併症の可能性とその対処法は用意しておかなければならない．

治療直後の発赤，腫れ

　ある程度の発赤，腫れは全例で生じるが，治療後30分以上かけてアイスパック等で十分治療部位を冷やす．赤みが消退するまでは，運動，サウナ等は禁止する．筆者は赤みが消えるまでは入浴や洗顔，化粧も避けるように指導している．「ほんのり」赤くなるのは問題ないが，「しっかり」赤くなった場合には，その辺りの色素斑が痂皮化する可能性が高い．痂皮ができた場合には無理に剝がさないように指導する．さらに，剝がれたあとを刺激するとPIHが強く出る可能性があることをよく説明しておく必要がある．

治療直後の小点状出血斑

　pico-Alexでは出にくいが，pico-Nd:YAG1064では出やすい．数日で褐色になり1週間程度で消失するので長期的には問題ないが，患者には不自由をかけることになる．過大出力を避けるのが最大の予防法である．

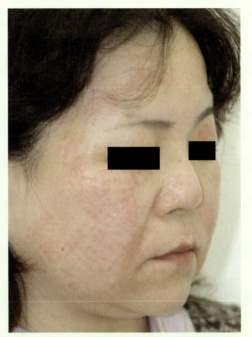

図1 pico-Alex照射後3日目から照射部位に痒みを伴う浮腫性紅斑が出現した

亜急性浮腫状皮疹

　本治療を受けた直後は何も異常がなかったのに，2，3日後から照射部位に痒みを伴う浮腫状皮疹が出ることがある(図1)．1週間以内に後遺症を残さずに消退するので，大きな問題にはならないが，患者は予定していないので不自由である．筆者は亜急性(遅発性)のアレルギー反応のようなものだと想像している．筆者のクリニックでは，約800回の施術で5例を経験している．ステロイドの内服をさせても有効な場合と無効な場合がある．現在，筆者は抗アレルギー剤を投与している．1回この症状が出た患者にもう一度同じ治療をしても，再びこの症状が出現する場合と出現しない場合がある．真皮に出現した変性物質に対するアレルギー反応であろうか．誠に不思議な症状である．

肝斑・PIHの悪化

　低フルエンスのピコ秒レーザー治療は，雀卵斑，老人性色素斑，ADMには有効だが，肝斑とPIHには無効である．肝斑とPIHには無効であるばかりでなく，治療後，1ヵ月を過ぎたころから元の状態よりも濃くなる場合が多い．本治療は，炎症が原因の肝斑，PIHの病態に何の変化も与えていないのだから，当然のことである．その場合でも，治療後1ヵ月まではメラニンが若干減少するので，効果があったかのように見えることがむしろ問題である．肝斑，PIHを老人性色素斑と誤診して治療していたときに，治療後1ヵ月までは効果が出ているかのように見えるために誤診に気が付かないのである．この治療を1ヵ月より短い間隔で繰り返し施行していると，肝斑までも薄くなっていると錯覚してしまうのである．これはまるでレーザートーニング(低フルエンスQスイッチNd:YAGレーザー治療)と同じである．治療続行中は色素の薄い状態が維持されるが，中止すると必ず再発してむしろ濃くなる(rebound)ことも多い．何よりも危険なのは難治性の脱色素斑を生じることがある点である．くれぐれも診断をしっかりして，肝斑とPIHには本治療を行わないことが重要である．筆者もかなり気をつけているが，それでも肝斑に当ててしまい悪化するのを見たことがある(図2)．この対策としては，肝斑が疑われる患者には必ずあらかじめ保存療法(トラネキサム酸内服と肌をこすらない生活指導)を行い，十分に肝斑が薄くなってから本治療を行うことである．

　また，本治療を繰り返す場合に，治療したあと老人性色素斑やADMが残っているのか，治療後のPIHが出ているのかを適切に判断することが大切である．前者であれば積極的に照射して改善が期待されるが，後者であれば照射すると悪化する可能性が高いため，その部位には照射を見合わせた方が良い．それから，筆者は本治療は1ヵ月以上の間隔をあけて繰り返すことを推奨する．なぜなら，もし誤診して肝斑に当ててしまった場合に，1回目の治療後に濃くなってくれるので，すぐ誤診に気付くことができるからである．その場合，肝斑に対する保存的治療を併用し，肝斑部位を避けながらレーザー治療を続けることができる．そうすれば，すぐに改善が得られるであろう．

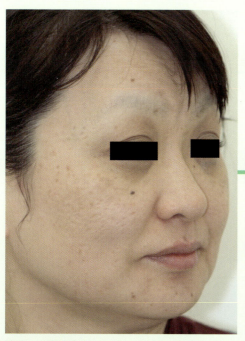

図2a 照射前
頬骨部に軽度色素斑があるが,あまり気にとめずにpico-Alexを照射してしまった.

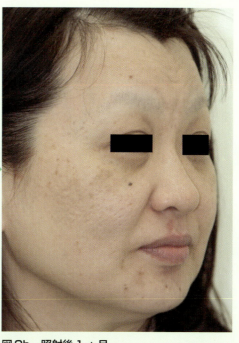

図2b 照射後1ヵ月
1ヵ月後に色素斑の増悪を認め,肝斑だったと気付く.ただちに保存療法を開始する.

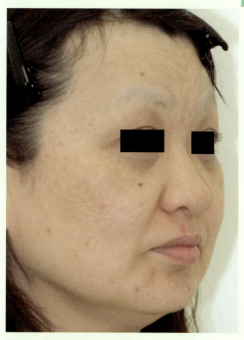

図2c 保存療法8ヵ月後
肝斑は軽快した.

IV ピコ秒レーザーによる美容皮膚治療（ノーダウンタイム）

4. 症例集

症例1　28歳，女性　雀卵斑＋老人性色素斑

　鼻を中心に，雀卵斑＋老人性色素斑を認める(図1)．子供の頃からそばかすはあったが，最近だんだん濃くなってきたという．これまでに特に治療は受けていない．一部雀卵斑より大きな色素斑を認め，老人性色素斑と考えられる．

> 【治療データ】　全顔に PicoSure®（以下 PS）照射（4.07 J/cm²×49 shots，0.4 J/cm² focus×523 shots）

　1回照射8日後(図2)：色素斑は痂皮化して少し濃褐色となり，一部はすでに脱落して薄くなっている．右頬の大きな色素斑は痂皮化している．

　1回照射42日後(図3)：色素斑の色はかなり薄くなっていて，患者の満足度は高い．その後さらに残る色素斑に対して1回PS照射を行っている．

> **Message from Author**
> 雀卵斑は，本治療の最も良い適応である．

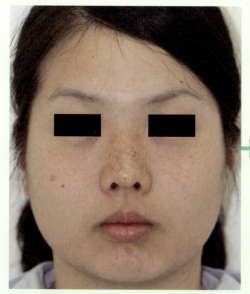

図1 治療前

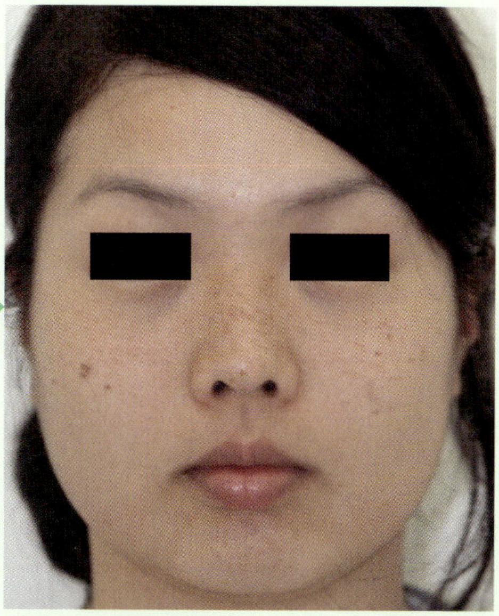

図2 1回照射8日後

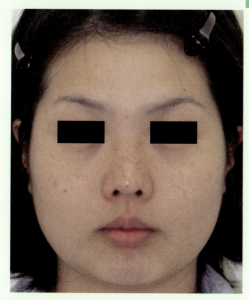

図3 1回照射42日後

症例2　23歳，女性　雀卵斑＋多発老人性色素斑

頬を中心に細かい色素斑が散在している(図1)．それぞれの色素斑はそれほど濃くないが，非常に数が多い．こういう例はPS治療の非常に良い適応である．鼻よりも頬に優位であることから，雀卵斑より老人性色素斑優位であると判断される．老人性色素斑が優位である以上，数回に分けてナノ秒Qスイッチレーザーやピコ秒レーザーを強めに当てて，(ガーゼ貼付が10日間必要ではあるが)できるだけ1回で完全に除去してしまうという考え方も有力である．しかし，患者との相談のうえ，数回かかっても良いからダウンタイムのないPS治療を行うことになった．

【治療データ1回目】　全顔にPS照射($2.49\ J/cm^2 \times 243$ shots，$0.4\ J/cm^2 \times 1,366$ shots)

1回照射39日後(図2)：色素斑がかなり減り，薄くなってきているのが確認される．

【治療データ2回目】　全顔にPS照射($2.65\ J/cm^2 \times 404$ shots，$0.4\ J/cm^2 \times 1,030$ shots)

2回照射36日後(図3)：色素斑は数，濃さともに減少し，本人もかなり満足している．

> **Message from Author**
> 雀卵斑と多発老人性色素斑が合併している例は，本治療の良い適応である．

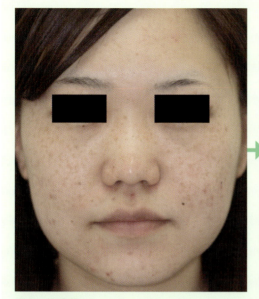

図1　治療前

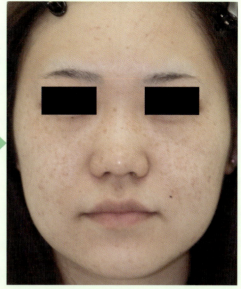

図2　1回照射39日後

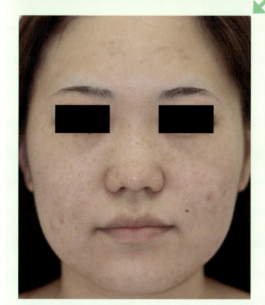

図3　2回照射36日後

症例3　34歳，女性　多発老人性色素斑

　頬骨部，鼻背部を中心に多発老人性色素斑を認める(図1a, b)．特に治療を受けたことはない．範囲を定めてナノ秒Qスイッチレーザーまたはピコ秒レーザーの高フルエンス照射を行って，(10日間ガーゼが必要だが)1回の治療で完全に除去する方針も考えられるが，患者と相談のうえ，数回かかってもダウンタイムのないPS治療を行うことになった．

【治療データ1回目】　全顔にPS照射($2.34\,J/cm^2 \times 200$ shots, $0.4\,J/cm^2 \times 1,081$ shots, $0.4\,J/cm^2$ focus$\times 468$ shots)

　1回照射35日後(図2a, b)：色素斑の数と濃さがかなり減少しているのが確認される．同時に一部，炎症後色素沈着(PIH)やまだらが生じていることもわかる．2回目の治療では，老人性色素斑が残っているところには十分に照射しながら，白くなったところやPIHにはなるべくレーザー照射しないように調節しながら照射を行った．

【治療データ2回目】　全顔にPS照射($2.49\,J/cm^2 \times 216$ shots, $0.4\,J/cm^2 \times 984$ shots, $0.4\,J/cm^2$ focus$\times 500$ shots)

　2回照射42日後(図3a, b)：改善効果は著しい．残る色素斑にはもう1回PS照射を行うと同時に，患者には今後日焼けしないように注意して治療終了とした．

Message from Author
多発老人性色素斑は本治療でよく取れるが，日焼けに注意しないと残った色素斑が濃くなる可能性がある．

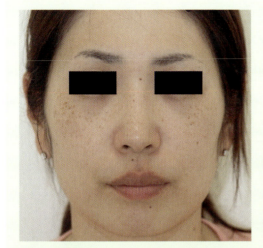

図1a 治療前

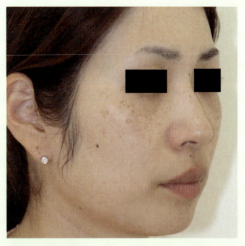

図1b 治療前

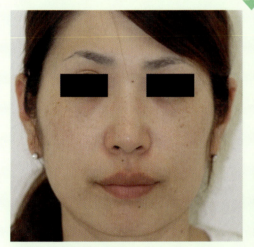

図2a 1回照射35日後

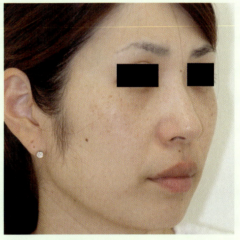

図2b 1回照射35日後

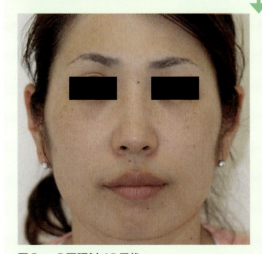

図3a 2回照射42日後

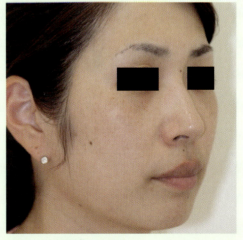

図3b 2回照射42日後

症例4　35歳，女性　多発老人性色素斑

　両頬部，鼻根部を中心に，多発老人性色素斑を認める．左頬にあった大きな完成した老人性色素斑はすでに5年前にnano-Rubyで除去してある．その後，細かいシミが増えてきたということで再来した(図1)．それほど大きな完成した老人性色素斑は見当たらないし，細かい色素斑が多発していることからPS治療を行うことにした．

【治療データ1回目】　全顔にPS照射($2.65\,J/cm^2 \times 171\,shots$，$0.4\,J/cm^2 \times 981\,shots$，$0.4\,J/cm^2\,focus \times 384\,shots$)

1回照射35日後：全体的にシミが減り，薄くなったことが実感される(図2)．

【治療データ2回目】　全顔にPS照射($2.47\,J/cm^2 \times 144\,shots$，$0.4\,J/cm^2 \times 871\,shots$，$0.4\,J/cm^2\,focus \times 1,314\,shots$)

2回照射56日後：シミらしいシミはなくなり，かなりすっきりしている(図3)．

【治療データ3回目】　全顔にPS照射($2.49\,J/cm^2 \times 625\,shots$，$0.4\,J/cm^2 \times 909\,shots$，$0.4\,J/cm^2\,focus \times 915\,shots$)

3回照射178日後：全体の改善度は著しい(図4)．これくらいの改善が得られれば，あとは年に1，2回シミが目立ってくれば治療するといった維持的治療を行っていけば良いだろう．

Message from Author
本治療による多発老人性色素斑の治療は，できるだけ完全に取ってから中止した方が再発が遅くて済むだろう．

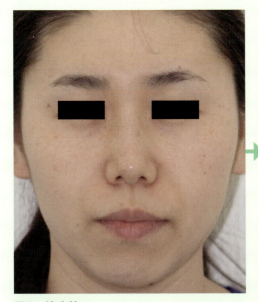

図1　治療前

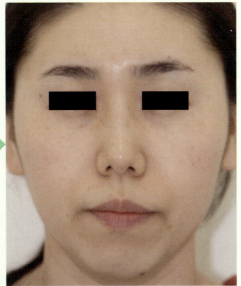

図2　1回照射35日後

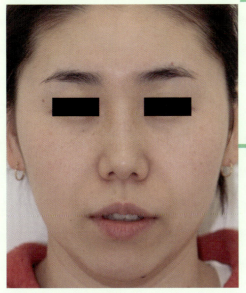

図3　2回照射56日後

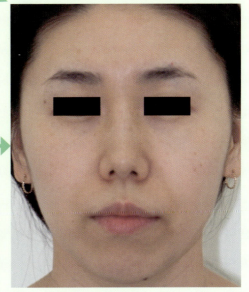

図4　3回照射178日後

| 症例5 | 44歳，女性　肝斑＋老人性色素斑 |

　ここからは複合的なシミ症例である．こうした症例をピコ秒レーザー治療単独では治すことはできないのは当然である．もちろん，場当たり的に手持ちの治療法を組み合わせてみても，確実に患者を治癒に導くことはできない．各病変を正確に診断して，最善の手順で施すことにより，最速かつ完全な治療効果を得ることができる．この患者は，筆者のクリニックへ来る前にすでにレーザーフェイシャル(低フルエンスでロングパルスアレキサンドライトレーザーを当てることによって，ダウンタイムなく老人性色素斑を薄くすることを期待する治療)を10回受け，結果的にシミは少し濃くなったと言っている(図1)．

　筆者の診断としては，この患者は老人性色素斑も少しあるものの，メインの病変は肝斑であり，それがレーザー照射で濃くなったものと判断された．当然，治療はまず保存的治療を行うことになる．肌をこすらないように患者を指導し，トラネキサム酸内服(500 mg/日，分2)を開始する．この患者の場合は顔面のレーザー脱毛(long-Alex, long-Nd:YAG)を併用した．

　保存的治療8ヵ月(その間にレーザー脱毛4回)：肝斑の改善は著しい(図2)．肝斑が薄くなることによって，非常に小さく色も薄い散在性の老人性色素斑がむしろ目立つようになってきた．こうした状態はPS治療の非常に良い適応といえる．PS治療を施行した．

【治療データ1回目】　全顔にPS照射(2.49 J/cm²×199 shots, 0.4 J/cm²×1,026 shots, 0.4 J/cm² focus×831 shots)

　1回照射33日後：多発老人性色素斑は改善しているものの，頬骨部を中心にびまん性の色素増強を認める．この場合は肝斑の増悪というより老人性色素斑レーザー治療後のPIHと考えた方が良いだろう．こういう場合はレーザー治療を行わずに待っていれば自然消退するが，必ずしもレーザー治療を中止しなくても良い．ただし，レーザー治療を行う場合にはPIH部位はレーザー照射を避けるか，ごく少しだけ照射することが重要である．PIHを薄くしようと思って普通～普通以上にレーザー照射すると，さらに濃いPIHが出ることに留意されたい．2回目のPS治療を施行した．

【治療データ2回目】　全顔にPS照射(2.65 J/cm²×140 shots, 0.4 J/cm²×1,158 shots, 0.4 J/cm² focus×1,229 shots)

　2回照射44日後：多発老人性色素斑はさらに改善し，相変わらず若干のPIHを認める(図3)．肝斑もまだ完治していないので，保存的治療は続行する．3回目のPS治療を施行した．

【治療データ3回目】　全顔にPS照射(2.65 J/cm²×251 shots, 0.4 J/cm²×1,018 shots, 0.4 J/cm² focus×1,141 shots)

　3回照射106日後：多発老人性色素斑はおおむね除去された．

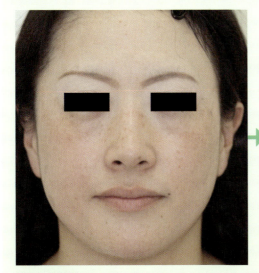
図1　治療前

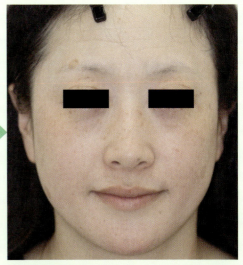
図2　保存的治療8ヵ月

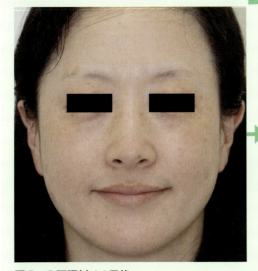
図3　2回照射44日後

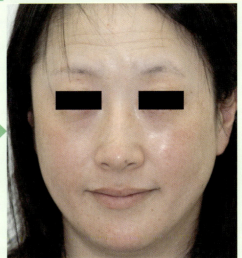
図4　4回照射87日後

【治療データ4回目】　全顔にPS照射（2.49 J/cm²×161 shots，0.4 J/cm²×1,029 shots，0.4 J/cm² focus×814 shots）

4回照射87日後：改善は著しい（図4）．あとは肝斑が消えるまで保存的治療を続けると同時に，老人性色素斑が目立ってくればPS治療を行えば良い．患者が日焼けしないように注意していれば，治療は年2回以下で済むだろう．

> **Message from Author**
> 肝斑だけは，まったくの別疾患として，しっかりと保存的治療を行う必要がある．

症例 6　46歳, 女性　肝斑＋老人性色素斑＋ADM

　本症例は, 肝斑の保存的治療を行いながら, 肝斑の改善を待ってPS治療を行った「例のパターン」の症例であるが, とくに前額部外側の色素斑(ADM)の変化に注目していただきたい. これまで, IPLを筆頭としたあらゆるノーダウンタイムの治療だけでは完全に消すことのできなかったADMが, ノーダウンタイム治療で消えた, 世界初の症例ではないかと思われる. もちろん, レーザーによって破壊された真皮メラノサイトは吸収, 排出されるのに6ヵ月以上かかる. また, 高フルエンス治療(nano-Ruby, pico-Alexなど)の場合でも数回の繰り返し治療が必要な場合も多いADMであるから, 低フルエンスの治療の場合はさらに回数が多くかかる可能性もある. ADM部分に照射するには, 大きな痂皮を作らないように, PIHが出た場合にはできるだけそれを刺激しないように, 最大限の配慮をもって, 慎重に治療を行う必要がある.

　この患者は, まず肝斑と顔の赤みの治療として保存的治療を8ヵ月施行した. その間にフォトRF(オーロラ)を5回施行しているが, それほど大きな効果は出ていない(図1). 肝斑, 赤ら顔に加えて, 目の下から頬, 前額外側に色素斑を認める. 顔の赤みと頬から頬外側にかけての肝斑は, 保存的治療を徹底すること, そして色素斑は目の下のものは老人性色素斑(オーロラが目の近くで照射不十分となり残ったと考えられる), 前額外側のものはADM(色調と分布により推定)と考えられるので, PS治療の効果が期待できることを説明し, 1回目のPS治療を施行した.

【治療データ1回目】　全顔にPS照射($3.77\ \mathrm{J/cm^2}\times77$ shots, $0.4\ \mathrm{J/cm^2}\times943$ shots, $0.4\ \mathrm{J/cm^2}$ focus$\times394$ shots)

1回照射77日後:2回目のPS治療を行った.

【治療データ2回目】　全顔にPS照射($3.25\ \mathrm{J/cm^2}\times405$ shots, $0.4\ \mathrm{J/cm^2}\times998$ shots, $0.4\ \mathrm{J/cm^2}$ focus$\times940$ shots)

　この患者はADMということで, 色素斑部分のスポット照射時に少しフルエンスを上げている. このフルエンスでは大きな痂皮はできないが, 真皮にADMの色素があるせいで, 照射直後から虫に刺されたときのような浮腫が強く出る.

2回照射58日後:下眼瞼から頬にかけての老人性色素斑はある程度改善しているが, 前額外側のADMはほとんど改善が見られない(図2). これは想定内である. 3回目の治療を施行した.

【治療データ3回目】　全顔にPS照射($2.83\ \mathrm{J/cm^2}\times225$ shots, $0.4\ \mathrm{J/cm^2}\times800$ shots, $0.4\ \mathrm{J/cm^2}$ focus$\times885$ shots)

3回照射70日後:4回目の治療を行った.

【治療データ4回目】　全顔にPS照射($2.65\ \mathrm{J/cm^2}\times271$ shots, $0.4\ \mathrm{J/cm^2}\times828$ shots, $0.4\ \mathrm{J/cm^2}$ focus$\times664$ shots)

4回照射77日後(1回目照射9ヵ月後):下眼瞼の老人性色素斑は改善しているが, 前額の色素斑(ADM)は改善していない(図3). 5回目の治療を行った.

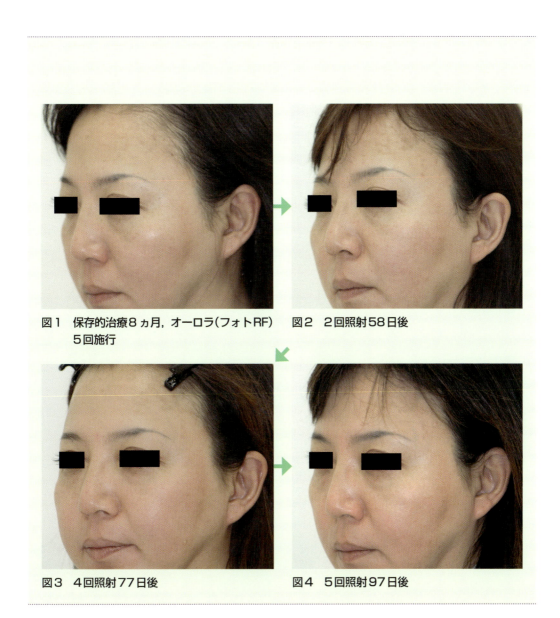

図1　保存的治療8ヵ月，オーロラ（フォトRF）5回施行
図2　2回照射58日後
図3　4回照射77日後
図4　5回照射97日後

【治療データ5回目】　全顔にPS照射（$2.49\,J/cm^2 \times 457$ shots，$0.4\,J/cm^2 \times 766$ shots，$0.4\,J/cm^2$ focus$\times 777$ shots）

5回照射97日後：前額外側の色素斑がほとんど除去されているのが確認された（図4）．1回目治療から約12ヵ月経っているが，ダウンタイムなしの治療でADMを除去することができた．

Message from Author
本治療はADMにも有効である．ただし，少し高めのフルエンスで照射する．ADMだけは消えるまで5回程度（約1年）かかる．

症例7　39歳，女性　多発老人性色素斑

顔面全体に，多発老人性色素斑が散在している．いろいろな治療法が考えられる症例である．当院でも，一番無難なフォトRF（オーロラ）治療を2回行うことになったが，当然あまり効果は得られなかった．その後，PSの美容皮膚治療を開始したので，「1回試してみませんか」と勧めたところ1回受けることになり，その効果に驚いて本格的に治療することになった．すでにフォトRF（オーロラ）2回とPS 1回照射後27日目，顔面の散在性老人性色素斑が目立っている（図1）．

【治療データ2回目】　全顔にPS照射（4.07 J/cm^2×71 shots, 0.4 J/cm^2×1,636 shots, 0.4 J/cm^2 focus×161 shots）

2回照射27日後：色素斑の改善は著しい（図2）．さらに3回目の照射を施行した．

【治療データ3回目】　全顔にPS照射（4.07 J/cm^2×149 shots, 0.4 J/cm^2×1,134 shots, 0.4 J/cm^2 focus×408 shots）

3回照射34日後：4回目照射を行った．

【治療データ4回目】　全顔にPS照射（3.25 J/cm^2×242 shots, 0.4 J/cm^2×1,109 shots, 0.4 J/cm^2 focus×844 shots）

4回照射39日後：5回目照射を行った．

【治療データ5回目】　全顔にPS照射（3.49 J/cm^2×1,248 shots, 0.4 J/cm^2×906 shots, 0.4 J/cm^2 focus×1,150 shots）

5回照射31日後：色素斑の改善は著しい（図3）．6回目照射を行った．

【治療データ6回目】　全顔にPS照射（3.49 J/cm^2×125 shots, 0.4 J/cm^2×1,006 shots, 0.4 J/cm^2 focus×1,186 shots）

6回照射71日後：7回目照射を行った．

【治療データ7回目】　全顔にPS照射（3.25 J/cm^2×408 shots, 0.4 J/cm^2×872 shots, 0.4 J/cm^2 focus×888 shots）

7日照射38日後：8回目照射を行った．全体の老人性色素斑はかなり取れているが，夏ということもあり，上頬部に肝斑が少し出現してきている．肌をこすらないように指示すると同時にトラネキサム酸500 mg/日（分2）の内服を開始した．

【治療データ8回目】　全顔にPS照射（2.65 J/cm^2×180 shots, 0.4 J/cm^2×856 shots, 0.4 J/cm^2 focus×731 shots）

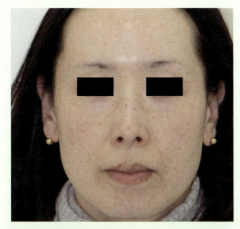
図1　1回照射27日後

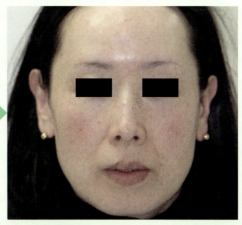
図2　2回照射27日後

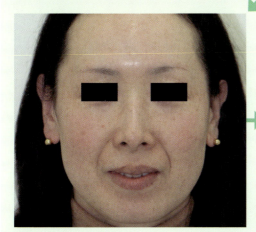
図3　5回照射31日後

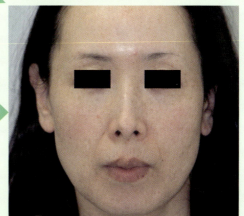
図4　8回照射103日後

　肝斑が出ているからといって照射を中止する必要はないが，肝斑はレーザーで改善することはない点を十分に説明する必要がある．肝斑には内服を中心とした保存的治療が望ましい．PSの照射方法としては，肝斑の部分にはなるべくレーザーを当てないようにすることが大切である．8回治療103日後，保存的治療によって肝斑が十分改善したのを確認して，9回目治療を行うことになった（図4）．このように，老人性色素斑にはPS治療を，肝斑には保存的治療を行うことが大切である．

Message from Author
治療開始時に肝斑がなくても，途中から出現する場合があるので，常に監視の目を緩めず，出現したらただちに保存的治療を開始する．肝斑病変部にはレーザーを当てないことが望ましい．

症例8　67歳，女性　多発老人性色素斑＋肌の改善希望

顔全体に老人性色素斑が散在し，その除去と，肌のハリなどの改善を希望した(図1)．PS治療を行うことになった．

【治療データ1回目】　全顔にPS照射(3.49 J/cm^2×98 shots, 0.4 J/cm^2×1,294 shots, 0.4 J/cm^2 focus×606 shots)

1回照射28日後：若干の色素斑の改善を認める(図2)．2回目の照射を施行した．今回はクリーム麻酔(エムラ®クリーム)30分で，少し高めのフルエンスで照射した．

【治療データ2回目】　全顔にPS照射(エムラ®クリーム 30分)(3.25 J/cm^2×179 shots, 0.71 J/cm^2×919 shots, 0.71 J/cm^2 focus×1,377 shots)

2回照射31日後：一段と改善がみられた(図3)．さらに3回目の照射を施行した．

【治療データ3回目】　全顔にPS照射(エムラ®クリーム 30分)(3.07 J/cm^2×192 shots, 0.71 J/cm^2×1,029 shots, 0.71 J/cm^2 focus×1,826 shots)

3回照射28日後：さらに色素斑は減少し，ハリも出てきている(図4)．4回目の照射を実行した．

【治療データ4回目】　全顔にPS照射(エムラ®クリーム 30分)(3.49 J/cm^2×263 shots, 0.71 J/cm^2×1,252 shots, 0.71 J/cm^2 focus×1,813 shots)

4回照射28日後：色素斑は減少し，肌の色も明るくなってきている(図5)．

【治療データ5回目】　全顔にPS照射(エムラ®クリーム 30分)(3.03 J/cm^2×236 shots, 0.71 J/cm^2×1,379 shots, 0.71 J/cm^2 focus×1,624 shots)

5回照射29日後：肌の改善は著しい(図6)．どこまで治療を続けるかは本人の自由だが，間隔をあけながら続けていくのが良いのではないか，と筆者は考えている．

Message from Author
肌のハリの改善を望む患者には，クリーム麻酔をして少し高めのフルエンスで，ショット数を増やすと良い．ただし，赤み(ダウンタイム)が1日程度出ることもある．

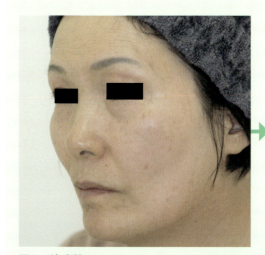
図1　治療前

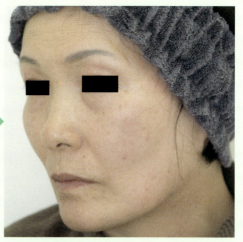
図2　1回照射28日後

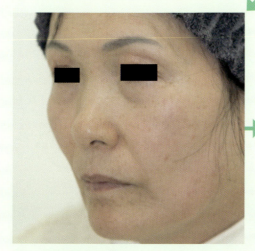
図3　2回照射31日後

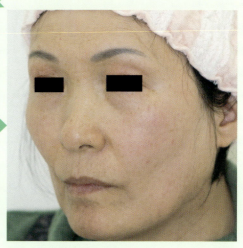
図4　3回照射28日後

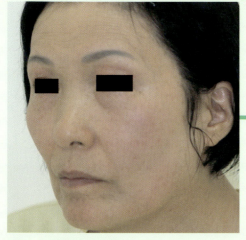
図5　4回照射28日後

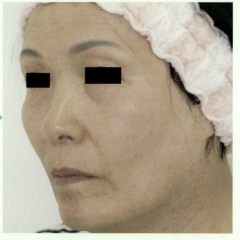
図6　5回照射29日後

索 引

和 文

あ行

アートメイク　52
アイスパック　88
アイラインアートメイク　54
赤み　32
亜急性浮腫状皮疹　89
異所性蒙古斑　68
痛み　32
溢血斑　32
刺青　17
刺青色素の変色　52
刺青粒子　16
炎症　32
炎症後色素沈着(PIH)　17, 21, 26, 31, 32, 51, 60, 61, 90
応力閉じ込め　7, 16
太田母斑　2, 66

か行

外傷性刺青　48
外傷性色素沈着　51
カウンセリング　77
重ね当て　23
合併症　32
眼球保護　20
患者への説明　77
肝斑　51, 60, 61, 86, 90, 100, 102
器質的疾患　78
機能的疾患　78
強度分布　5
局所浸潤麻酔　18
クリーム麻酔　106

繰り返し照射　26
毛穴の改善　77
化粧刺青　52
口唇アートメイク　56
後天性真皮メラノサイトーシス
　（ADM）　2, 17, 60, 65, 76, 102
コンタクトシールド　20, 54

さ行

残存性蒙古斑　2, 68
色素産生能　72
色素選択性　70
色素沈着　32
シミ　60
雀卵斑　60, 92, 94
出血　32
術後処置　20
蒸散型レーザー　2
照射角度　20
照射距離　20
照射時間幅　2, 5, 14
　　──による差異　22
照射方法　20
照射面積　20
小点状出血斑　88
神経走行　18
滲出液　32
真皮内出血　32
真皮内の刺青色素の分布　17
真皮メラノサイトーシス　17, 74
水疱　32
赤色刺青　56

全身麻酔　18
選択的光熱分解理論　6
先天性色素性母斑　70
組織深達性　22

た行

多色刺青　16, 24
脱色素斑　33
多発老人性色素斑　94, 96, 98, 104, 106
炭酸ガスレーザー　2
チタン　52
超短パルスレーザー　16
テスト照射　52, 56
鉄　52
点状出血　54

な行

ナノ秒Qスイッチレーザー　2
ナノ秒アレキサンドライトレーザー　4
熱緩和時間　6
熱閉じ込め　2, 6, 7

は行

白色刺青　56
白色化　54
白斑　22
波長　5
発赤　32, 88
ハリ　77, 106

パルス色素レーザー 2,6	ピコ秒アレキサンドライトレーザー 4	**ま行**
パルスレーザー 2	ピコ秒レーザー 2	麻酔 18
──の理論 6	──の理論 6	メラノソーム 17
腫れ 32,88	──美容皮膚治療の適応 76	メンテナンス費用 12
瘢痕 33	──美容皮膚治療前の説明の要点 77	蒙古斑 17
半値幅 5	皮膚色による差異 21	
ピークパワー 2	皮膚表面麻酔 18	**ら行**
ビーム径 5	日焼け 32,96	レーザー脱毛 87
ビームプロファイル 5	部品課金モデル 12	レーザートーニング(LT) 48, 51, 61, 86
光音響作用 6	部分的特性 21	レーザーの波長による差異 22
光治療(IPL) 76,87	フルエンス 5	老人性色素斑 60, 64, 65, 92, 100, 102
光熱反応 6	──の決定 21	
肥厚性瘢痕 33	ホワイトニング 62	
ピコトーニング 51,78		

欧文

A
acquired dermal melanocytosis (ADM) 2, 17, 60, 65, 76, 102

C
cosmetic tattoo 52

D
duration 5

E
enLIGHTen™ 10
Er:YAGレーザー 2

F
Fe 52
fractional laser 24

I
immediate whitening phenomenon(IWP) 21, 62
intense pulsed light(IPL) 76, 87

L
laser toning(LT) 48, 51, 61, 86

P
pass 23

photoacoustic reaction 6
photothermal reaction 6
pico-Alex 3
　　──による美容皮膚治療 80
pico-Nd:YAG 3
　　──による美容皮膚治療 82
PicoSure® 8
PicoWay® 10
post-inflammatory hyperpigmentation(PIH) 17, 21, 26, 31, 32, 51, 60, 61, 90
pulsed dye laser(PDL) 2

Q
Q-switched Alexandrite laser (QSAL) 2
Q-switched Nd:YAG laser (QSYL) 2

Q-switched Ruby laser(QSRL)
　2
Qスイッチ　2, 4
QスイッチNd:YAGレーザー
　(QSYL)　2
Qスイッチアレキサンドライト
　レーザー(QSAL)　2
Qスイッチルビーレーザー
　(QSRL)　2

R

R20メソッド　23
rebound　90
rejuvenation　13

S

selective photothermolysis
　theory　6

T

Ti　52

W

W_{max}　2, 5

葛西健一郎(かさいけんいちろう)　kasai-ht@mpd.biglobe.ne.jp

1961年，東京生まれ
京都大学医学部在学中，体表面の異常を治す皮膚外科を志し，'86年卒業と同時に，京都大学形成外科（一色信彦教授）入局，各種先天異常の手術を学ぶ．'87年，小川豊教授が関西医科大学に形成外科学講座を開講するのに伴い移籍．新しい医局の運営に，学生教育に，臨床に奔走する．皮膚外科手技の修練を重ねる傍ら，小川教授が専門とする眼瞼形成手術や植毛手術を学ぶ．関西医科大学に量産型パルス色素レーザーが日本で初めて導入されたのに伴い，レーザー外来を担当し，アザのレーザー治療の研究を開始，それまで治療不可能であった赤アザの患者を多数治療する．'92年，大阪市に関西初の本格的アザのレーザー治療専門施設を設立し（葛西形成外科）開業．Qスイッチレーザーをはじめ，多くの新しいレーザーも導入し，アザのレーザー治療の進歩に寄与した．アザの治療だけでなく，シミ・黒子・刺青・皮膚の若返り治療にも積極的に取り組み，この分野における本邦でのオピニオンリーダーの一人と自負している．下記の著書は，中国語・韓国語に翻訳，出版され，両国の多くの医師に支持されている．

主な著書：
- 「シミの治療　このシミをどう治す？」（葛西健一郎著，文光堂，初版2006，第2版2015）
- 「炭酸ガスレーザー治療入門　美容皮膚科医・形成外科医のために」（葛西健一郎・酒井めぐみ・山村有美著，文光堂，2008）
- 「Qスイッチルビーレーザー治療入門　美容皮膚科医・形成外科医のために」（葛西健一郎・酒井めぐみ・山村有美著，文光堂，2008）

編著：
- 皮膚科診療プラクティス17巻「Rejuvenationの実際／皮膚の若返り」（葛西健一郎・宮地良樹・瀧川雅浩編，文光堂，2004）
- 「皮膚レーザー治療プロフェッショナル　プロから学ぶ正しい知識と手技」（渡辺晋一・岩崎泰政・葛西健一郎編著，南江堂，2013）

検印省略

ピコ秒レーザー治療入門
美容皮膚科医・形成外科医のために

定価（本体 7,000円＋税）

2017年10月5日　第1版　第1刷発行

著　者　葛西　健一郎
発行者　浅井　麻紀
発行所　株式会社 文 光 堂
　　　　〒113-0033　東京都文京区本郷7-2-7
　　　　TEL（03）3813－5478（営業）
　　　　　　（03）3813－5411（編集）

© 葛西健一郎, 2017　　　　　　　　　　印刷・製本：壮光舎印刷

乱丁，落丁の際はお取り替えいたします．

ISBN978-4-8306-2634-0　　　　　　　　　　Printed in Japan

・本書の複製権，翻訳権・翻案権，上映権，譲渡権，公衆送信権（送信可能化権を含む），二次的著作物の利用に関する原著作者の権利は，株式会社文光堂が保有します．
・本書を無断で複製する行為（コピー，スキャン，デジタルデータ化など）は，私的使用のための複製など著作権法上の限られた例外を除き禁じられています．大学，病院，企業などにおいて，業務上使用する目的で上記の行為を行うことは，使用範囲が内部に限られるものであっても私的使用には該当せず，違法です．また私的使用に該当する場合であっても，代行業者等の第三者に依頼して上記の行為を行うことは違法となります．
・JCOPY〈出版者著作権管理機構　委託出版物〉
本書を複製される場合は，そのつど事前に出版者著作権管理機構（電話03-3513-6969，FAX 03-3513-6979，e-mail：info@jcopy.or.jp）の許諾を得てください．